Salma NSIRI
Khédija SOUMER

Perfil evolutivo das lesões tricúspides após cirurgia cardíaca esquerda

Salma NSIRI
Khédija SOUMER

Perfil evolutivo das lesões tricúspides após cirurgia cardíaca esquerda

Resultados a longo prazo e factores associados ao agravamento

ScienciaScripts

Imprint
Any brand names and product names mentioned in this book are subject to trademark, brand or patent protection and are trademarks or registered trademarks of their respective holders. The use of brand names, product names, common names, trade names, product descriptions etc. even without a particular marking in this work is in no way to be construed to mean that such names may be regarded as unrestricted in respect of trademark and brand protection legislation and could thus be used by anyone.

Cover image: www.ingimage.com

This book is a translation from the original published under ISBN 978-620-6-71921-2.

Publisher:
Sciencia Scripts
is a trademark of
Dodo Books Indian Ocean Ltd. and OmniScriptum S.R.L publishing group

120 High Road, East Finchley, London, N2 9ED, United Kingdom
Str. Armeneasca 28/1, office 1, Chisinau MD-2012, Republic of Moldova, Europe
Managing Directors: Ieva Konstantinova, Victoria Ursu
info@omniscriptum.com

Printed at: see last page
ISBN: 978-620-8-59445-9

Conteúdo

Sessões de assinatura

Aos meus queridos pais,

A minha mãe Leila e o meu pai Abdelfatteh,

Todas as palavras do mundo não podem exprimir o imenso amor que sinto por ti nem a profunda gratidão que sinto por todos os vossos esforços e sacrifícios.

por todos os vossos esforços e sacrifícios.

Sempre acreditaram em mim e o vosso encorajamento nunca deixou de de me empurrar para a frente

Quero que te sintas orgulhoso de mim e que saibas que correspondi às esperanças que tinhas para mim.

esperanças que tinhas para mim

Como prova do meu afeto e gratidão, permitam-me que vos agradeça através deste trabalho.

através desta obra para vos agradecer.

Que Deus vos dê saúde e uma longa vida

Amo-vos a todos.

Ao meu irmão A mir e às minhas irmãs A mira, Jalil a e Jihen,

Sabes que o meu amor por ti não tem limites.

Nunca deixaram de me encorajar e de me apoiar em cada passo do caminho.

Que possamos permanecer unidos na ternura e fiéis à educação que recebemos

Rezo para que Deus vos traga felicidade e vos ajude a realizar os vossos sonhos.

Dedico-te esta obra como prova do meu amor.

Aos meus queridos Nour e Mehdi,

Minha sobrinha e meu sobrinho, a vossa presença ilumina as nossas vidas

Cada momento passado convosco é uma alegria imensa e estou ansiosa por para ser tia

Esta obra é a prova do meu amor eterno por ti

Que a felicidade vos acompanhe durante toda a vida

À minha querida tia Halima e à minha querida prima Mariem,

As palavras não conseguem exprimir toda a minha gratidão e todo o meu amor.

meu amor

A vossa generosidade e apoio ajudaram-me realmente a avançar

avançar

Esta obra mostra o meu amor e a minha gratidão

Para o meu confidente Hazem,

Estarei sempre grato por todo o encorajamento, respeito e amor

respeito e amor que me deram

Obrigado pelo vosso apoio incondicional, pelo vosso otimismo e pela vossa infinita paciência.

paciência.

Dedico-vos esta obra como prova do meu amor e da minha cumplicidade.

Aos meus queridos amigos

Aqueles que me apoiaram sem limites, aqueles que me ajudaram e que nos bons e nos maus momentos

Obrigado por seres a minha fonte de motivação e felicidade.

Os meus agradecimentos especiais a todos os que contribuíram para este trabalho.

este trabalho.

Encontrareis nela a expressão da minha mais sincera gratidão e afeto.

Agradecimentos

Ao nosso Mestre e Presidente do júri
Professor Amine JEMEL
Diretor de Cirurgia Cardiovascular
CHU Abderrahmen Mami

Gostaríamos de lhe agradecer a honra que nos deu ao aceitar
aceitar presidir ao júri da nossa tese
Teremos sempre o maior respeito pela vossa bondade, pela vossa
bondade e pelas vossas qualidades humanas e profissionais.
e profissionais.
A sua competência, o seu dinamismo, o seu ensino claro e preciso e a sua
e precisa, e o rigor com que encara o seu trabalho sempre mereceram
admiração e grande estima.
Encontre nesta obra, caro mestre, o testemunho da nossa sincera gratidão
e a certeza da nossa mais alta consideração.

Ao nosso Mestre e Juiz
Professora Sónia OUERGHI
Departamento de Anestesia e Cuidados Intensivos
CHU Abderrahmen Mami

Estamos muito sensibilizados com a honra que nos deu ao aceitar
concordar em julgar esta tese
A sua competência, o seu rigor profissional e as suas qualidades humanas distintas
sempre
As suas qualidades humanas sempre suscitaram a nossa mais profunda admiração.
admiração
Esta obra é a expressão da nossa grande admiração
admiração e profunda gratidão

Ao nosso Mestre e Juiz
Professora Henda NEJI
Departamento de Imagiologia Médica
CHU Abderrahmen Mami

Está a dar-nos uma grande honra ao aceitar fazer parte do
nosso estimado júri
Admiramos a sua competência, a sua seriedade e as suas qualidades humanas e
profissionais.
e qualidades profissionais
Gostaríamos de aproveitar esta oportunidade para lhe expressar, caro mestre
a nossa mais profunda gratidão e respeito pelo seu trabalho.

Ao nosso Mestre e Juiz
Professor Mouna BOUSNIN A
Departamento de Cirurgia Cardiovascular
CHU Abderrahmen Mami

Muito obrigado por ter aceite julgar a nossa tese,
e estamos-vos profundamente gratos

O vosso rigor, a vossa competência, as vossas qualidades humanas e profissionais e profissionais só podem suscitar estima e respeito
A sua generosidade e os seus conselhos preciosos estarão sempre connosco.
Encontram nesta obra a expressão da nossa grande admiração admiração e a nossa mais profunda gratidão

Ao nosso Mestre e Juiz
Professora Emna BEN NOUR
Serviço de Cardiologia
CHU Abderrahmen Mami

Sentimo-nos muito honrados por ter aceite fazer parte do nosso júri. membros do nosso júri
As suas qualidades humanas e profissionais merecem o nosso profundo respeito e respeito e admiração
Gostaríamos de vos agradecer a vossa amabilidade, a vossa atenção e os vossos conselhos que nunca serão esquecidos
Que esta obra seja um sinal da nossa mais sincera e profunda gratidão e o nosso mais profundo reconhecimento

Ao nosso Mestre e Relator de Teses
Professor Mokhles LAJMI
Departamento de Cirurgia Cardiovascular
Hospital Militar de Tunes

É uma grande honra para vós aceitarem fazer o relatório sobre este trabalho.
A vossa bondade, a vossa generosidade e os vossos conhecimentos sempre suscitaram a nossa grande admiração
A vossa disponibilidade, os vossos conselhos e os vossos inestimáveis comentários foram uma uma ajuda inquestionável na realização deste trabalho.
Queira aceitar a expressão da nossa mais profunda gratidão e respeito o nosso maior respeito

Ao nosso diretor de mestrado e de tese
Dr. Khédija SOUMER
Departamento de Cirurgia Cardiovascular
CHU Abderrahmen Mami

Estou grato pela honra que me concedeu ao aceitar em dirigir-me neste trabalho
Gostaria de expressar a minha infinita gratidão por todos os esforços tão generosamente esforços tão generosos para a realização deste trabalho. trabalho
Gostaria de agradecer a disponibilidade, a paciência, a franqueza e a e a vossa simpatia ao longo da realização deste trabalho. trabalho
Tenho a honra de beneficiar dos seus conselhos, da sua atenção e da sua amabilidade

Gostaria de aproveitar esta oportunidade para expressar a minha gratidão e o meu profundo respeito

1 INTRODUÇÃO

A insuficiência tricúspide (IFT) moderada a grave é uma condição comum, observada em 0,55% da população geral, com nítido predomínio do sexo feminino [1]. A sua prevalência aumenta com a idade, afectando 4% dos doentes com 75 ou mais anos, e é comparável à da estenose aórtica ou insuficiência mitral [1].

O mecanismo da IT é funcional em 90% dos casos, após dilatação da aurícula direita (AD) e do anel tricúspide (AT) e/ou remodelação do ventrículo direito (VD) [1,2]. Esta regurgitação tricúspide funcional está frequentemente associada a doença valvular cardíaca esquerda, em cerca de 50% dos casos [1,3], mas pode também desenvolver-se tardiamente após cirurgia valvular esquerda (mitral e/ou aórtica) [4,5].

Durante vários anos, a fístula tricúspide concomitante à(s) valvopatia(s) cardíaca(s) esquerda(s) não foi reparada, devido à teoria prevalente de que ela melhora após a cirurgia valvar [6]. No entanto, os resultados a longo prazo não suportaram esta hipótese e demonstraram que, após a correção cirúrgica da doença valvular do lado esquerdo, o AIT pode diminuir progressivamente, permanecer estacionário ou continuar a evoluir e a agravar-se [6,7].

Esta última situação, em que o AIT se torna significativo após a reparação da válvula do lado esquerdo, foi recentemente relatada em vários artigos, sublinhando a importância deste complexo problema nas últimas décadas [4,5]. Estudos indicam que o AIT tardio a esperança de vida e que a reoperação destes doentes está associada a elevada morbilidade e mortalidade a curto e longo prazo [8].

De acordo com as últimas recomendações da ESC [2] e da AHA/ACC [9], as indicações cirúrgicas para ICC baseiam-se principalmente na gravidade da condição e no tamanho do anel. Portanto, pacientes com ICC moderada a grave devem ser submetidos à plastia da valva tricúspide concomitantemente cirurgia do coração esquerdo. > > Noutros casos, a reparação pode ser considerada em doentes com AIT mínima a moderada com um anel tricúspide dilatado (40 mm ou 21 mm/m^2) e propostos para cirurgia da válvula esquerda. No entanto, a indicação permanece controversa num grande número de doentes com um AIT inicialmente mínimo a moderado, cuja evolução posterior é desconhecida. É, portanto, essencial identificar estes doentes em risco de agravamento da ICC e que são candidatos a nova cirurgia após correção da doença valvular cardíaca esquerda.

Neste trabalho, apresentamos uma série de pacientes submetidos à cirurgia da valva cardíaca esquerda com insuficiência tricúspide mínima a moderada, considerados não cirúrgicos no pré-operatório e no intra-operatório no centro de cirurgia cardiovascular do Hospital Abderrahmen Mami.

Os objectivos nosso estudo foram :

- Estudar a evolução da insuficiência tricúspide mínima a moderada não reparada após cirurgia do coração esquerdo (substituição da válvula mitral e/ou aórtica).
- Identificar os factores associados ao agravamento da fístula tricúspide após cirurgia da válvula cardíaca esquerda.

2 MÉTODOS

1. Tipo, localização e período de estudo :

Trata-se de um estudo retrospetivo, monocêntrico, descritivo e longitudinal realizado no serviço de cirurgia cardiovascular do Hospital Universitário Abderrahmane Mami de Ariana, entre janeiro de 2018 e dezembro de 2022.

2. População do estudo :

2.1. Critérios de inclusão :

Foram incluídos no estudo todos os pacientes operados por doença(s) valvar(es) cardíaca(s) esquerda(s) associada(s) a fístula tricúspide mínima a moderada que não foi considerada cirúrgica no pré-operatório e no intra-operatório.

- A cirurgia da válvula cardíaca esquerda foi efectuada em doentes que tinham :
- Um procedimento isolado na válvula mitral envolvendo plastia mitral ou substituição da válvula com uma prótese mecânica ou bioprótese.
- Um procedimento isolado na válvula aórtica envolvendo a substituição da válvula por uma prótese mecânica ou bioprótese.
- Um procedimento nas válvulas mitral e aórtica.

- Uma fístula tricúspide mínima a moderada, considerada pela ecografia como não cirúrgica, associada ou não a :

- Pré-operatório :

> Um anel tricúspide de 35 mm e < 40 mm

Hipertensão arterial pulmonar (HAP) > 40 mmHg

> Uma aurícula esquerda dilatada (SOG $20cm^2$)

Cavidades direitas dilatadas

- Achados intra-operatórios que excluíram a indicação de um procedimento na válvula tricúspide. Estes achados baseavam-se na ausência de dilatação das cavidades direitas e num "teste da água" satisfatório, demonstrando boa coaptação dos folhetos da válvula tricúspide.

2.2. Critérios de não-inclusão :

Não incluído:

- Doentes que foram submetidos a cirurgia da válvula tricúspide associada a cirurgia da válvula do lado esquerdo
- Doentes que foram submetidos a cirurgia da aorta ascendente associada a cirurgia da válvula esquerda
- Doentes que foram submetidos a cirurgia coronária associada a cirurgia da válvula esquerda

Os dois últimos grupos não foram incluídos para não enviesar os factores associados ao agravamento da lesão tricúspide após cirurgia da válvula cardíaca esquerda.

2.3. Critérios de exclusão :

Foram excluídos os seguintes:

- Pacientes que não podem ser contactados por telefone.
- Doentes com registos médicos incompletos: falta de caderno de observação, dados intra-operatórios ou acompanhamento pós-operatório.

3. Objectivos do estudo :

- Estudar a evolução da insuficiência tricúspide mínima a moderada não reparada após cirurgia do coração esquerdo.
- Identificar os factores associados ao agravamento da fístula tricúspide após cirurgia da válvula cardíaca esquerda.

4. Realização do estudo :

Os dados epidemiológicos e clínicos foram recolhidos dos registos médicos de acordo com um formulário de processamento de dados pré-estabelecido que especificava diversas variáveis extraídas desses registos (Anexo 1). Estas incluíam :

4.1. Caraterísticas epidemiológicas :

Foram registados a idade de admissão, o sexo, o peso e a altura que determinam o índice de massa corporal (IMC), os factores de risco cardiovascular, incluindo a diabetes, a hipertensão, o tabagismo, a dislipidemia e o Euroscore II.

O Euroscore II ou Sistema Europeu de Avaliação do Risco Operatório Cardíaco prevê a mortalidade através do cálculo da probabilidade de morte perioperatória [10].

4.2. Factores ligados ao terreno

Identificámos factores relacionados com o estado do doente que poderiam modificar o contexto perioperatório. Estes factores foram divididos em três grupos:

4.2.1. Historial médico

Registámos :

- A presença de outras patologias concomitantes, como um acidente vascular cerebral (AVC), broncopneumopatia crónica (DPOC), insuficiência renal crónica (IRC) ou distiroidismo.
- Tomar anticoagulantes ou inibidores da agregação plaquetária. Estes medicamentos foram interrompidos 5 dias antes da operação, de modo a minimizar o risco de hemorragia durante e após a operação.

4.2.2. Factores associados à valvulopatia

Registámos :

- História de febre reumática (FR)

- Histórico de dilatação mitral percutânea (DMPD)
- O contexto da endocardite infecciosa
- Antecedentes de cirurgia cardíaca, como substituição da válvula mitral ou aórtica.

4.2.3. Factores que podem influenciar o procedimento cirúrgico

Uma situação de emergência e um atraso na cirurgia em relação ao diagnóstico de valvulopatia podem dificultar a operação.

4.3. Avaliação pré-operatória do doente

4.3.1. Dados clínicos

Os doentes foram admitidos no hospital em regime de ambulatório ou de urgência. Foram inicialmente observados e acompanhados nos serviços de cardiologia ou por cardiologistas independentes.

Todos os doentes foram avaliados quanto à incapacidade funcional, nomeadamente dispneia classificada de acordo com a NYHA (Anexo 2) com ou sem outros sintomas como dor torácica, síncope e equivalentes, sinais de insuficiência cardíaca direita e/ou esquerda, febre, palpitações e eventos embólicos.

4.3.2. Dados paraclínicos

Todos os doentes tinham :

- Um eletrocardiograma para detetar perturbações do ritmo, como flutter ou fibrilhação auricular (FA), e perturbações da condução.
- Um exame biológico pré-operatório e uma radiografia frontal do tórax para analisar a silhueta cardíaca e detetar a sobrecarga pulmonar.
- Um ETT estuda os seguintes parâmetros:

Avaliação da fração de ejeção do ventrículo esquerdo (FEVE): De acordo com as diretrizes dos EUA, uma FEVE normal varia entre 53% e 73% (52-72% para os homens, 5474% para as mulheres). Diz-se que uma disfunção é mínima se a FEVE se situar entre 41% e 52%. A disfunção moderada do VE é definida como estando entre 30% e 40%. A disfunção grave é definida como uma FEVE inferior a 30% [11].

Avaliação dos diâmetros do VE: De acordo com as recomendações da American Society of Echocardiography (ASE), um diâmetro diastólico final do VE (DDFVE) normal varia de 37,8-52,2 mm para mulheres e 42-58,4 mm para homens [11].

Impacto nas câmaras cardíacas, nomeadamente hipertrofia/dilatação do ventrículo esquerdo

Estimativa da área de superfície do átrio esquerdo (AE): O tamanho do AE é medido no final da sístole ventricular, quando suas dimensões estão no máximo. A área de superfície normal do VE é menor que 20 cm^2 [11].

Estimativa do volume do átrio direito (AD): O tamanho do OD deve ser

medido no final da sístole ventricular, quando a câmara do OD está em sua maior dimensão, antes abertura da valva tricúspide [12]. O volume normal do AD varia de 25 ± 7 m/m2 em homens a 21 ± 6 ml/m2 em mulheres [11].
Estimativa da função e da dimensão da VD :
TAPSE: O TAPSE deve ser usado rotineiramente como um método simples de estimar a função do VE [12]. Um valor de referência menor que 17 mm indica disfunção ventricular direita [11].
S': A medida do S' com Doppler tecidual pulsado é um método simples e reprodutível de avaliação da função da parede livre do VE [12]. Um S' < 9,5 cm/s indica disfunção do VE [11].
Fração de encurtamento (SF): O estudo bidimensional da FR é um dos métodos de estimativa quantitativa da função da VD [12]. Um valor de <35% indica disfunção do VE [11].
Pressões arteriais pulmonares: São consideradas elevadas quando ultrapassam 35 mmHg [12]. A hipertensão arterial pulmonar (HAP) é considerada grave quando ultrapassa 55 mmHg.
Avaliação do envolvimento da tricúspide :
O grau da fuga: a integração de vários parâmetros de ultrassom é necessária para determinar o grau da fuga. A fuga pode ser mínima, moderada ou grave [2,13].
O quadro I resume os critérios de ultra-sons utilizados para avaliar o grau de TI.

Tabela I: Parâmetros ultra-sonográficos para avaliação da insuficiência tricúspide

	Minime	**Moderado**	**Grave**
SOR (cm^2)	< 0.2	0.2-0.4	>0.4
VR (ml)	< 30	30-44	> 45
VC (cm)	< 0.3	0.3 - 0.69	> 0.7

SOR: Área de superfície do orifício regurgitante; VR: Volume regurgitado; VC: Vena contracta

O tamanho do anel: A dilatação anular significativa é definida por um diâmetro diastólico final de 40 mm ou > 21 mm/m2 no corte transtorácico de quatro câmaras [13].
Envolvimento das válvulas mitral e/ou aórtica com quantificação do grau de estenose ou extravasamento [2,13,14].
- Ecocardiografia transesofágica (ETE) para detetar a presença de vegetação, abcessos ou trombos. No seguimento de doentes submetidos a cirurgia de substituição valvular, o ETE é útil estudar o perfil hemodinâmico da prótese.

- A angiografia coronária pré-operatória foi solicitada nos homens com mais de 45 anos, nas mulheres pós-menopáusicas e nos doentes com outros factores de risco cardiovascular, a fim de detetar uma lesão coronária associada. Foi também realizada uma ecografia dos troncos supra-aórticos (EDTSA) para identificar eventuais estenoses carotídeas.

4.3.3. Avaliação anestésica

Todos os doentes foram avaliados por um anestesista no pré-operatório. O risco anestésico foi avaliado utilizando o Physical Status Score (ASA) com base numa escala de 1 a 5 (Anexo 3).

4.4. Dados de funcionamento :

4.4.1. Acompanhamento e instalação do doente :

O doente foi monitorizado no intra e pós-operatório através da medição da pressão arterial, frequência cardíaca, saturação de O_2, diurese por cateterização vesical, temperatura central, glicemia por punção digital, eletrocardiograma instantâneo, monitorização respiratória e monitorização biológica por gasimetria, ionograma, hemograma, TCA (tempo de roupa activada) e medição do lactato. A operação foi efectuada sob anestesia geral, em posição supina, com as pernas juntas e os braços ao lado do corpo. O cirurgião foi posicionado à direita do doente e o seu assistente no lado oposto.

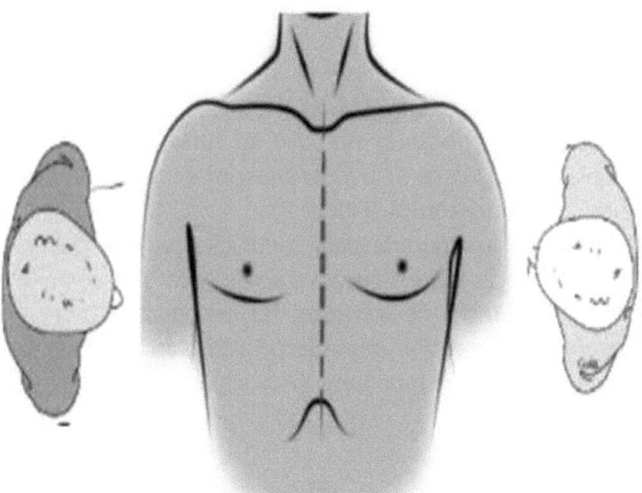

Figura 1: Instalação do doente [15]

4.4.2. Abordagem por esternotomia mediana vertical:

A esternotomia mediana vertical é a abordagem preferida em cirurgia cardíaca. Envolve a abertura do esterno verticalmente através do meio, dando fácil acesso ao coração e aos vasos principais. Proporciona uma exposição adequada para a colocação rápida do enxerto de bypass e para a cirurgia de substituição da válvula em condições óptimas.

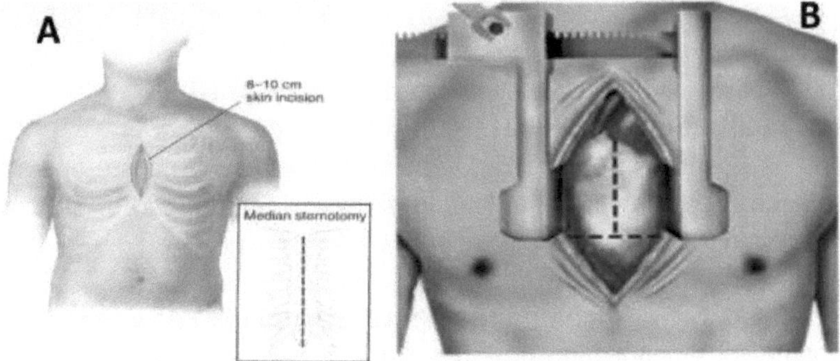

Figura 2: Esternotomia mediana vertical [15,16].
A. Incisão de esternotomia
B. Exposição do coração após esternotomia

4.4.3. Conduta da CEC :

Todos os procedimentos valvulares foram efectuados sob circulação extracorporal (ECG).

Após heparinização sistémica com 3 mg/Kg de heparina sódica e anticoagulação eficaz, o enxerto de bypass foi colocado entre a aorta ascendente e o OD.

A canulação aórtica foi efectuada a nível do tronco arterial braquiocefálico. A canulação venosa foi efectuada através de uma bursa na parede lateral do osso através de uma monocânula no caso de substituição da válvula aórtica ou de uma dupla canulação da veia cava superior e inferior no caso de cirurgia da válvula mitral ou mitro-aórtica (Figura 3).

A descarga do VE foi assegurada pela canulação da veia pulmonar superior direita, no caso da troca valvar aórtica, e pela descarga trans-OG, no caso da cirurgia mitral. A parada do coração foi assegurada por uma solução cardioplégica, em normotermia, passada pela raiz da aorta ou seletivamente pelos óstios coronarianos, no momento do pinçamento aórtico.

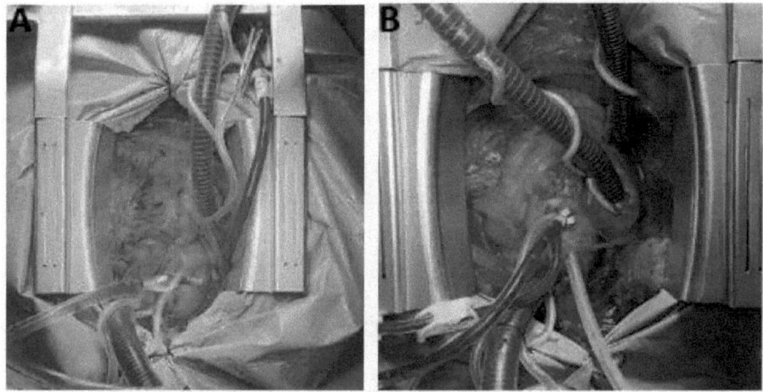

Figura 3: Vista cirúrgica de uma circulação extracorporal instalada
A. Circulação extracorporal aorto-caval
B. Circulação extracorporal aorto-bicaval

4.4.4. Abordagem do coração esquerdo :

4.4.4.1. Abordagem da válvula aórtica :

A via transaórtica é a via preferida para aceder à válvula aórtica. Após o pinçamento da aorta, é realizada uma aortotomia transversa ou oblíqua na superfície anterior da aorta. A incisão é estendida para cima à esquerda, em direção à artéria pulmonar, e para baixo à direita, em direção ao meio do seio não coronário.

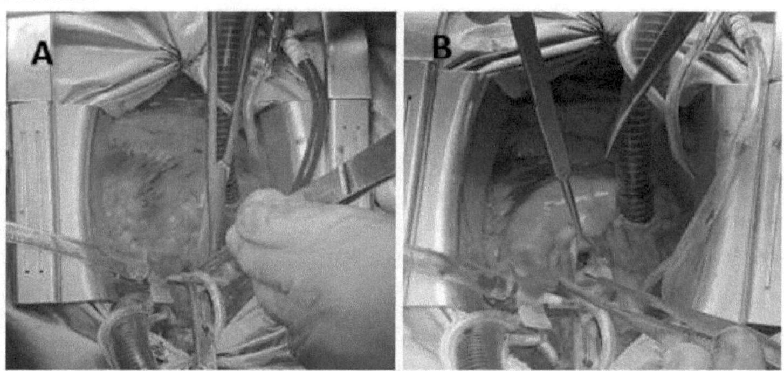

Figura 4: Vista intra-operatória de uma aortotomia transversal
A. Incisão da aorta B. Aortotomia expondo a válvula

4.4.4.2. Abordagem da válvula mitral :

Todos os doentes submetidos a cirurgia mitral foram submetidos a uma atriotomia esquerda. A incisão foi feita na veia superior direita atrás do sulco de Sondergaard. A incisão foi então estendida para cima e para baixo.

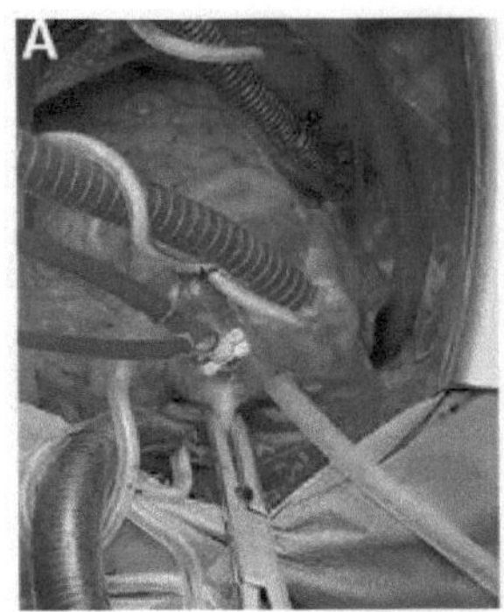

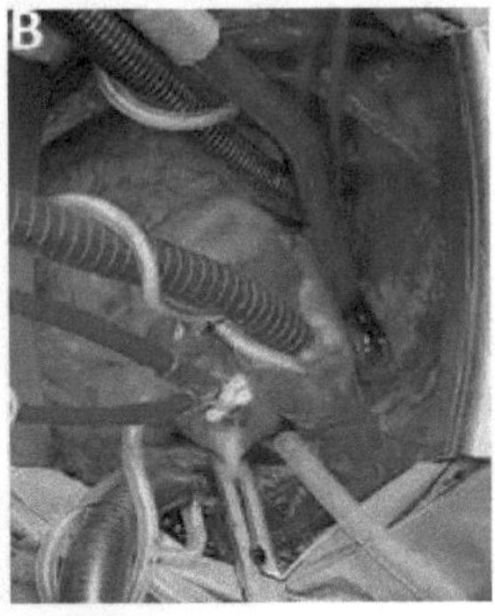

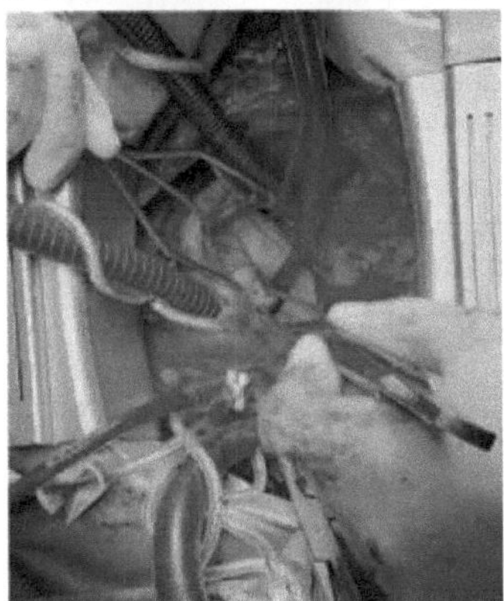

Figura 5: Atriotomia esquerda

A- Aurícula esquerda incisada atrás do sulco de Sondergaard

B- Alargamento da incisão

C- Exposição da válvula mitral após colocação do retractor

4.4.5. Gesto valvular :

4.4.5.1. Plastia mitral :

Os doentes com alterações valvulares ou subvalvulares adequadas à cirurgia conservadora foram submetidos a plastia mitral para restabelecer a função normal da válvula. As técnicas utilizadas foram :

- Ressecção quadrangular do folheto posterior combinada com uma plastia deslizante: Neste caso, o tecido valvular onde se localiza o prolapso é ressecado e removido do anel, sendo depois reinserido através do deslizamento dos dois segmentos valvulares para os suturar borda a borda.
- Ressecção triangular do folheto posterior: O tecido valvular que contém a lesão é ressecado em forma triangular, sendo depois suturado diretamente com pontos separados.
- Comissurotomia mitral a céu aberto (CMC): Procedeu-se à incisão da(s) comissura(s) fundida(s) em direção ao bordo livre e após a localização do aparelho subvalvular superior.

Todos estes procedimentos com anuloplastia mitral utilizando um anel de Carpentier semirrígido para estabilizar o anel nativo.

4.4.5.2. Substituição da válvula mitral (MVR) :

Após a atriotomia esquerda, o folheto anterior da valva mitral foi ressecado junto ao anel, levando consigo suas cordas principais, enquanto o folheto posterior foi preservado na ausência de calcificação, a fim de evitar disfunção do VE no pós-operatório.

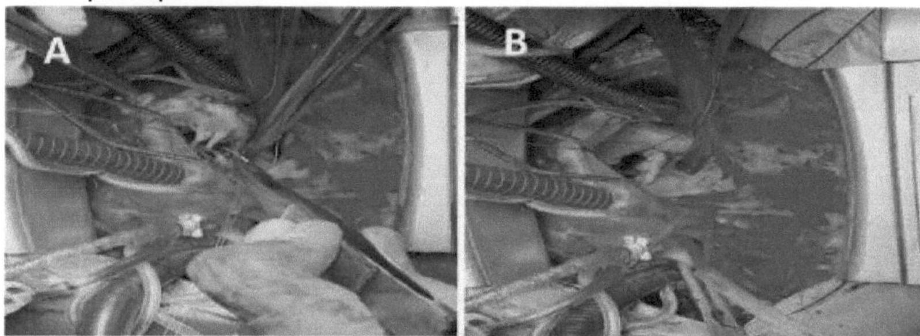

Figura 6: Ressecção da válvula mitral

A: Ressecção da válvula mitral grande

B : Conservação e plicatura da válvula mitral pequena

Após a ressecção da válvula, o dimensionamento do anel é assegurado por

utilizando um dispositivo de medição. Todos os doentes submetidos a substituição da válvula mitral foram equipados com pontos em U intra-anulares.

Na colocação da prótese, foram tidas em conta as relações anatómicas da válvula mitral com a válvula aórtica, as vias de condução e a artéria circunflexa.

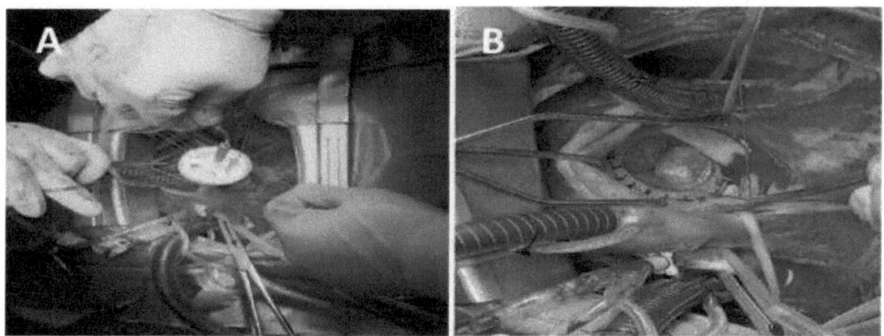

Figura 7: Vista intra-operatória da substituição da válvula mitral por uma bioprótese

A. Fixação da bioprótese mitral com pontos em U

B. Bioprótese mitral colocada

4.4.5.3. Substituição da válvula aórtica :

Após a aortotomia, a ressecção da sigmoide aórtica foi efectuada de forma delicada para evitar a disseminação de resíduos calcários friáveis ou sépticos na aorta, no VE ou nas artérias coronárias. O diâmetro do anel foi medido por um testador para selecionar o tamanho adequado da prótese. A prótese foi fixada na posição intra-anular com pontos em U, três sobreposições ou pontos simples.

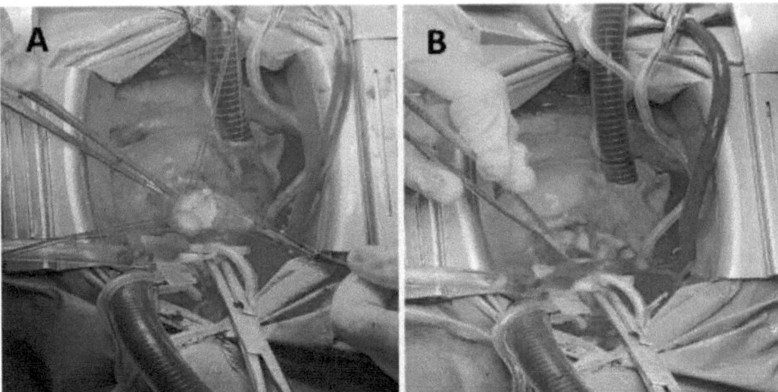

Figura 8: Vista intra-operatória da substituição da válvula aórtica por bioprótese
A. Fixação da bioprótese com pontos em U
B. Colocação da bioprótese

4.4.6. Cirurgia Redux da válvula tricúspide :

Após a cirurgia do coração esquerdo, alguns pacientes da nossa série apresentaram piora da lesão tricúspide inicial, quantificada como mínima a moderada, necessitando de nova cirurgia.

Estes doentes foram submetidos a cirurgia conservadora da válvula tricúspide ou a substituição da mesma, com ou sem cirurgia da válvula mitral e/ou aórtica ou prótese.

4.4.6.1. Abordagem :

Todos os pacientes submetidos à cirurgia da valva tricúspide foram abordados através de uma atriotomia direita. A incisão foi feita paralelamente ao sulco atrioventricular direito e estendendo-se do átrio em direção à veia cava inferior.

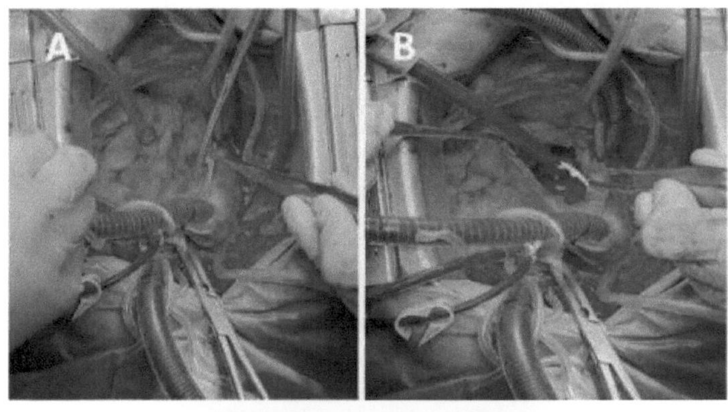

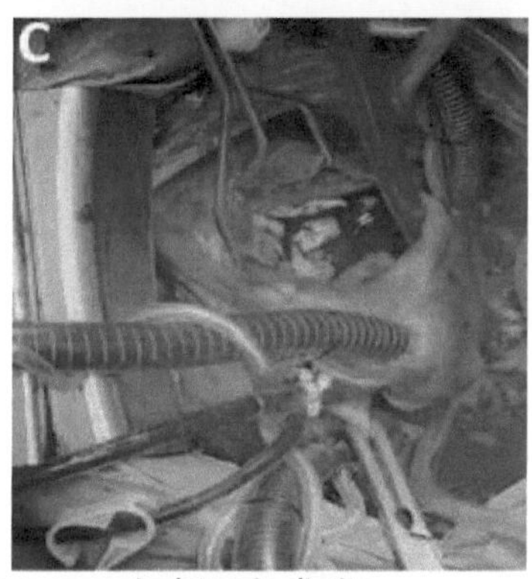

Figura 9: Vista cirúrgica de uma auriculotomia direita

A. Incisão da aurícula direita

B. Auricolotomia direita alargada à veia cava inferior

C. Exposição da válvula tricúspide

4.4.6.2. Ação sobre a válvula tricúspide :

- Anuloplastia tricúspide :

Uma vez exposta a valva tricúspide, foi verificada a condição de seus folhetos para verificar se o procedimento conservador estava indicado. Nestas situações, a anuloplastia tricúspide foi realizada com anel de Carpentier fixado com pontos em "U", respeitando a área de tecido de condução.

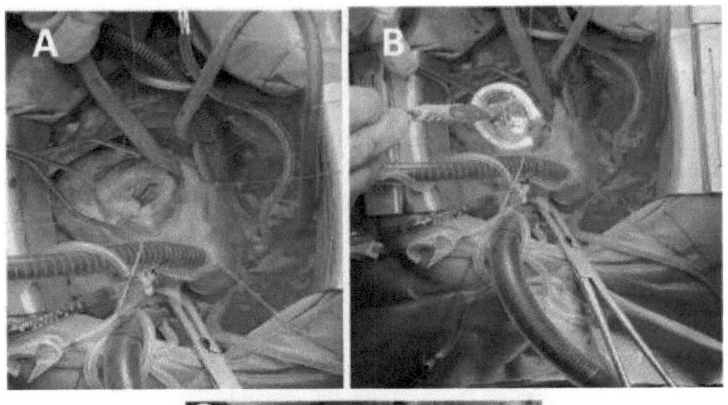

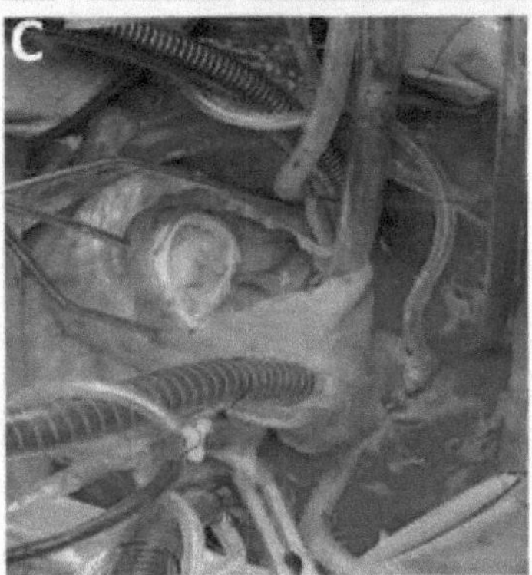

Figura 10: Vista cirúrgica da anuloplastia tricúspide

A. Exposição da válvula tricúspide

B. Fixação do anel por pontos em U, poupando a zona de passagem das vias de condução

C. Colocação do anel tricúspide

- Substituição da válvula tricúspide :

Nos doentes com lesões valvulares significativas, a válvula tricúspide foi substituída por uma bioprótese.

A bioprótese foi fixada com os restos da válvula, respeitando a comissura ântero-septal e a parte anterior do folheto interno.

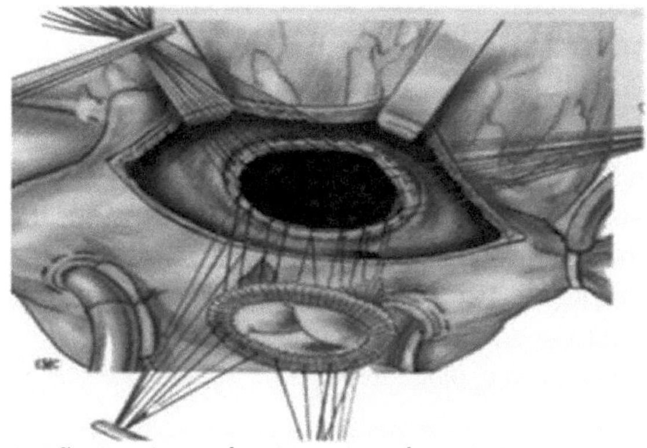

Figura 11: Substituição da valva tricúspide por bioprótese [17].

4.5. Evolução pós-operatória :

4.5.1. Pós-operatório imediato :

4.5.1.1. Condicionamento na unidade de cuidados intensivos :

À saída do bloco operatório, todos os doentes foram transferidos para uma unidade de cuidados intensivos de cirurgia cardíaca. A monitorização horária foi baseada :

- Estado hemodinâmico: pressão arterial, frequência cardíaca, eletrocardiograma e diurese.
- O sistema de drenagem: Efectuámos a habitual monitorização horária dos sistemas de aspiração para detetar eventuais hemorragias.
- Estado respiratório: As medições dos gases sanguíneos foram efectuadas regularmente para ajustar os parâmetros do ventilador antes da extubação.
- Sepsis: Todos os doentes receberam profilaxia antibiótica com uma cefalosporina de 1ª geração durante 48 horas, com monitorização do perfil térmico.
- Biologia: Análises ao sangue, incluindo hemograma, teste de hemostase, ionograma, teste de função renal e ensaio de lactato, efectuadas em H0 e H06.

Registámos também :

- Tempo de permanência na unidade de cuidados intensivos
- Duração do internamento hospitalar
- Mortalidade intra-hospitalar (intra-operatória e pós-operatória imediata)
- Complicações que surgem durante a reanimação, tais como tamponamento, pneumonia infecciosa, insuficiência renal, acidente vascular cerebral, perturbações do ritmo ou da condução, etc.

4.5.1.2. Anticoagulação :

Durante as primeiras horas, e na ausência de hemorragia, todos os doentes iniciaram um anti-agregante plaquetário à base de ácido acetilsalicílico em dose baixa, de acordo com o protocolo do serviço. O tratamento anticoagulante foi introduzido de acordo com o tipo e a posição da prótese implantada:

Próteses mecânicas: A partir do H06, e na ausência de hemorragia, os doentes submetidos a substituição valvular com este tipo de prótese foram iniciados com heparina não fraccionada (HNF) ajustada pelo APTT, passando depois para anti-vitamina K (AVK) assim que os drenos foram removidos.

Biopróteses: A anticoagulação de doentes com biopróteses em posição aórtica limitou-se à antiagregação plaquetária com ácido acetilsalicílico durante um período de 3 meses.

Para as biopróteses em posição mitral, foi instituída anticoagulação curativa por três meses. Esta anticoagulação foi efectuada com HNF, seguida de anti-vitamina K.

4.5.2. Acompanhamento pós-operatório à distância :

Registámos o seguimento dos doentes a curto, médio e longo prazo. Os doentes foram revistos diariamente, durante a sua estadia no hospital e depois na clínica de ambulatório, ao fim de um mês, três meses, seis meses e um ano.

Todos os doentes da nossa série foram chamados ao serviço de cardiologia do hospital para avaliação clínica e ecográfica.

4.5.2.1. Avaliação clínica :

O exame clínico dos doentes revelou :

- Recorrência da dispneia e seu estágio na NYHA
- Dor no peito
- A noção de síncope ou equivalente
- O conceito de palpitações
- O aparecimento de insuficiência cardíaca direita ou esquerda

4.5.2.2. Avaliação por ultra-sons :

Todos os doentes foram submetidos a monitorização ecográfica no serviço de cardiologia do Hospital Abderrahmen Mami. Os objectivos da ecografia pós-operatória remota foram a avaliação da fuga tricúspide após a cirurgia da válvula cardíaca esquerda e o estudo do perfil hemodinâmico das próteses.

Os vários parâmetros detectados por ultrassom foram :

- Uma avaliação do FeVG
- Uma avaliação dos diâmetros do VE
- Uma estimativa da área de superfície do OG
- Uma estimativa da área de superfície do DO
- Estimativa da função e da dimensão da VD através da medição do TAPSE, S' e FR

- Medição das pressões arteriais pulmonares para detetar HAP
- Avaliação da fuga tricúspide através da estimativa do grau de fuga e do tamanho do anel.
- Uma avaliação do perfil hemodinâmico da(s) prótese(s) em posição mitral e/ou aórtica em busca de trombose ou estenose ou de uma fuga paraprotésica.

4.5.2.3. Seguimento de doentes reoperados :

Após a segunda cirurgia por agravamento do envolvimento tricúspide, os doentes foram contactados para avaliação clínica e ecográfica.

5. Análise estatística :

Os dados foram introduzidos utilizando o Microsoft Office 2016 Excel e analisados utilizando o software estatístico SPSS versão 25.0.

- Estudo descritivo :

As variáveis qualitativas foram descritas em termos de números observados e frequências (%).

Para as variáveis quantitativas, a distribuição dos dados foi estudada através dos coeficientes de assimetria e curtose e dos testes de normalidade. Este estudo baseou-se no cálculo de médias e desvios-padrão, no caso de uma distribuição normal, e de medianas e intervalos interquartis, no caso contrário.

- Para a análise da associação entre duas variáveis qualitativas, a comparação de duas frequências em séries independentes foi efectuada pelo "teste Chi2 de Pearson" no caso de condições de aplicação verificadas, e pelo teste de Fischer no caso de não validade.
- Para analisar a associação entre uma variável qualitativa e uma variável quantitativa, procedeu-se à comparação de duas médias utilizando o teste t de Student no caso de uma distribuição normal e o teste não paramétrico de Mann Whitney no caso contrário.
- A análise multivariada foi efectuada utilizando um modelo de regressão logística bivariada (limiar de seleção p = 0,2). A estimativa do risco foi calculada como o odds ratio (OR) com um intervalo de confiança de 95% (IC 95%).

< Utilizámos o limiar de significância para p 5%.

6. Pesquisa bibliográfica :

A pesquisa bibliográfica em francês e inglês foi efectuada através dos motores de busca "scholar.google.com", "www.sciencedirect.com" e "www.ncbi.nlm.nih.gov/pubmed", utilizando as seguintes palavras-chave:

Em francês: Remplacement valvulaire cardiaque, Insuffisance tricuspide, insuffisance cardiaque droite, oreillette gauche, facteurs associés, évolution, fibrillation auriculaire.

Substituição da válvula cardíaca, regurgitação tricúspide, insuficiência cardíaca direita, átrio esquerdo, factores relacionados, curso, fibrilhação auricular.

O software "Zotero" foi utilizado para inserir a bibliografia.

7. Declarações de interesse :

Declaramos, autor e supervisor, que não temos conflitos de interesse em relação a este trabalho. Nenhum de nós, ou qualquer um dos pacientes da série, foi pago ou financiado por qualquer indústria farmacêutica.

8. Considerações éticas :

Os doentes chamados para acompanhamento foram informados do objetivo do nosso estudo e deram o seu consentimento oral para a utilização dos dados pessoais dos seus registos médicos.

Os dados pessoais foram recolhidos respeitando rigorosamente o anonimato dos pacientes e a confidencialidade das suas informações.

3 RESULTADOS

1 .ESTUDO DESCRITIVO :

1.1. Informações gerais :

Entre janeiro de 2018 e dezembro de 2022, 57 pacientes foram submetidos a substituição da válvula mitral e / ou aórtica com vazamento tricúspide mínimo a moderado não considerado cirúrgico no Departamento de Cirurgia Cardiovascular do Hospital Abderrahmen Mami. 168 pacientes não foram incluídos e 11 foram excluídos.

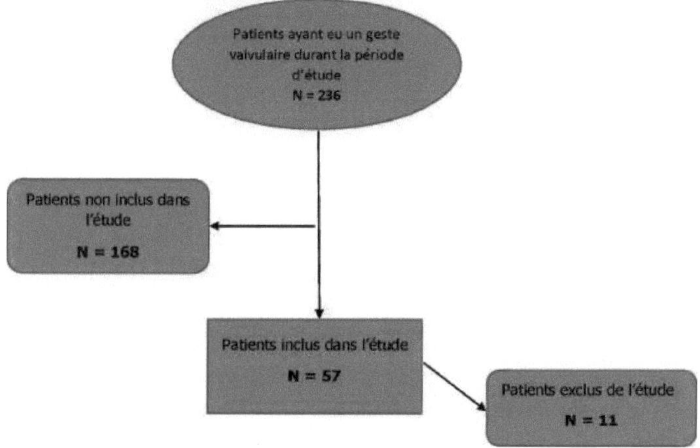

1.2. Caraterísticas demográficas da população em estudo :

1.2.1. Idade :

A idade média dos pacientes foi de 50,2 anos (± 13,9) com extremos variando de 17 a 82 anos (Figura 12).

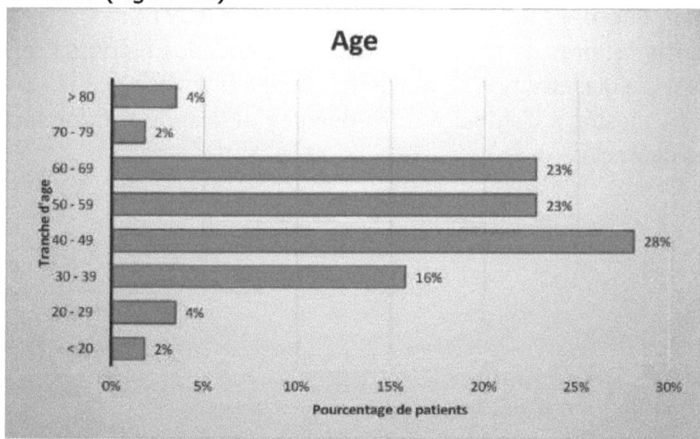

Figura 12: Repartição dos doentes por grupo etário

1.2.2. Género :

A nossa série de estudos revelou uma clara predominância do sexo feminino, com um rácio de 0,59 (Figura 13).

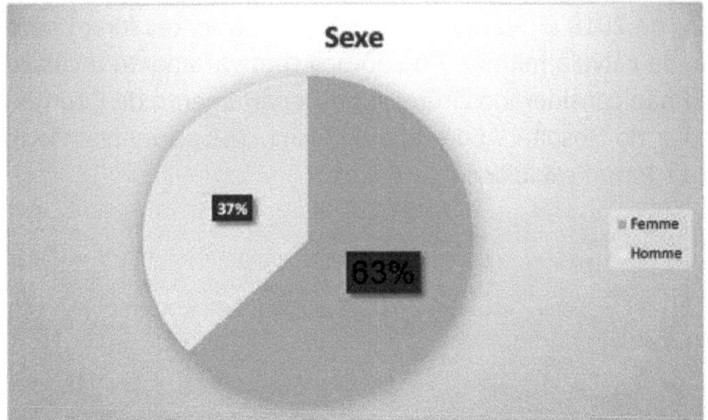

Figura 13: Repartição dos doentes por género

1.2.3. Índice de massa corporal (IMC) :

O IMC médio foi de 26,5 ± 5 kg/m^2 [17,35 - 40,7]. O cálculo do IMC mostrou que 13 indivíduos eram obesos (23%) e 18 tinham excesso de peso (32%).

O quadro seguinte resume os dados antropométricos.

Quadro II: Resumo das medidas antropométricas

	Média	**Extremo**
Peso (kg)	70,4 ± 11,52	50-103
Altura (cm)	163,59 ± 7,68	150-180
IMC (kg/m^2)	26,53 ± 5	17,35-40,7

1.2.4. Factores de risco cardiovascular (FRCV) :

Os principais factores de risco cardiovascular estudados na nossa série foram o tabagismo, a diabetes tipo II, a hipertensão e a dislipidemia.

A figura 14 mostra a distribuição dos doentes de acordo com os factores de risco cardiovascular.

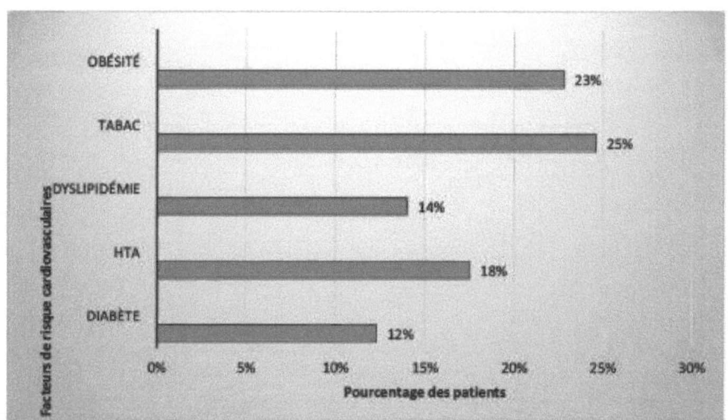

Figura 14: Distribuição dos doentes de acordo com os factores de risco cardiovascular

1.2.5. Historial médico :

As diferentes patologias associadas são resumidas no quadro seguinte.

Quadro III: Repartição dos doentes por antecedentes médicos

	Frequência (n)	Percentagem (%)
Não	6	11
RAA	39	68
DMPC	11	19
Hipotiroidismo	5	9
AVC / TIA	4	7
OSA	3	5
Doença das artérias coronárias	1	2
Insuficiência renal	1	2
DPOC	1	2

AER: febre reumática; DMPD: dilatação mitral percutânea; AVC: acidente vascular cerebral; AIT: ataque isquémico transitório; SAOS: síndrome de apneia obstrutiva do sono; DPOC: doença pulmonar obstrutiva crónica.

1.2.6. História cirúrgica :

Na população estudada, observámos 7 doentes com antecedentes cirúrgicos diversos, não se registando qualquer antecedente de cirurgia cardíaca.

1.2.7. Tratamento a longo prazo :

No total, 34 doentes estavam a ser tratados a longo prazo (60%), incluindo 28 anticoagulantes (49%) e 6 antiagregantes plaquetários (11%).

1.2.8. Etiologias da valvulopatia :

Na nossa série, as principais causas de valvulopatia foram a valvulopatia reumática, seguida da patologia degenerativa, endocardite infecciosa, doença de Barlow e bicuspidismo aórtico.

A figura 15 resume a distribuição dos doentes de acordo com a etiologia.

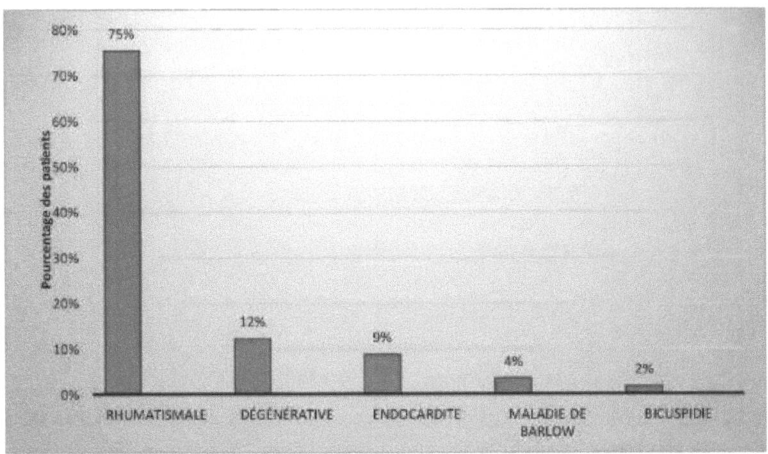

Figura 15: Repartição dos doentes por etiologia

1.2.9. Euroscore II :

A mortalidade média prevista dos doentes de acordo com o Euroscore II foi de 2,46% ± 1,17 [0,76% - 18,4%].

Na nossa série, 10 doentes (18%) apresentavam um risco elevado de mortalidade com um Euroscore II superior a 5%.

2 .ESTUDO CLÍNICO :

2.1. Sinais funcionais :

O principal sinal funcional foi a dispneia, presente em 54 dos doentes da nossa série (95%). Houve predomínio do estágio III da classificação da NYHA.

A tabela seguinte resume a distribuição dos doentes de acordo com a intensidade da dispneia.

Tabela IV: Repartição dos doentes por estádio da NYHA

	Frequência (n)	Percentagem (%)
Fase I	0	-
Fase II	8	14%
Fase III	34	60%
Fase IV	12	21%

Os outros motivos de consulta foram as palpitações e a lipotimia, observados em 15 e 13 doentes, respetivamente (Figura 16).

Outros sinais menos frequentes levaram os doentes a consultar um médico:

- Angina: Nove doentes apresentaram dor torácica anginosa.
- Síncope: Foi registado um episódio de síncope em três doentes.
- Acidente embólico: Dois doentes sofreram um acidente vascular cerebral.

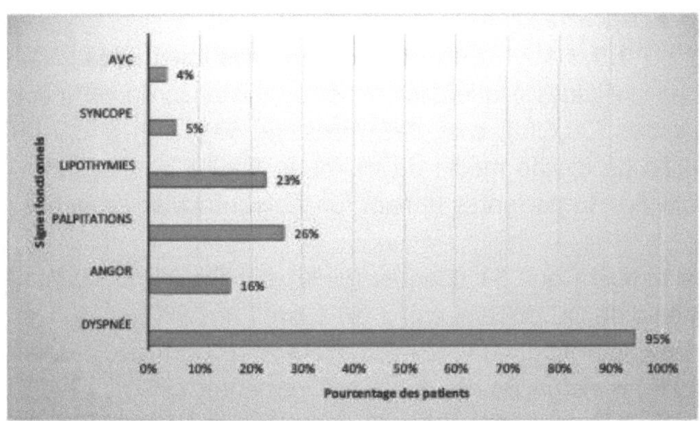

Figura 16: Distribuição dos doentes de acordo com os sinais funcionais

2.2. Sinais físicos :

Os sinais físicos revelados nos indivíduos do nosso estudo foram

- Foi encontrada uma anomalia auscultatória no foco mitral em 42 doentes (74%) e no foco aórtico em 15 doentes (26%).
- Insuficiência cardíaca esquerda, direita ou congestiva, observada em 6 doentes (11%).
- Hemiplegia em 2 doentes após um acidente vascular cerebral (4%)

2.3. Testes adicionais:

2.3.1. Eletrocardiograma (ECG) :

O ECG era normal em 20 doentes (35%). As perturbações do ritmo foram os sinais eléctricos mais frequentes.

A tabela V resume os sinais eléctricos observados nos nossos doentes.

Tabela V: Distribuição dos doentes de acordo com os sinais eléctricos

	Frequência (n)	Percentagem (%)
ECG Normal	20	35%
Fibrilhação auricular	29	51%
Perturbações da repolarização	4	7%
Distúrbios de condução	9	16%

2.3.2. Radiografia do tórax :

A radiografia de tórax não apresentava anomalias em 11 doentes (20%). No entanto, era patológica em 46 doentes (79%).

O quadro seguinte ilustra os diferentes aspectos radiológicos.

Tabela VI: Distribuição dos pacientes de acordo com os aspectos radiológicos

	Frequência (n)	Percentagem (%)
Normal	11	19%
Cardiomegalia	40	70%
Silhueta mitral	28	49%
Sobrecarga hilar	10	18%

2.3.3. Ecografia transtorácica (ETT) :

2.3.3.1. Estudo das câmaras cardíacas :

O estudo das cavidades esquerdas encontrou dilatação do ventrículo esquerdo em 22 pacientes (38,6%), com DVE médio de 53,6 mm ± 6,5 [40 mm - 67 mm]. A fração de ejeção média do VE foi de 59,9% ± 9,1 [36% - 80%]. Na nossa população, 46 pacientes tinham função ventricular esquerda preservada (81%).

Verificámos também que 51 doentes (89%) tinham um OG dilatado com um tamanho médio de OG de 33,1 cm^2 ± 10,1 cm^2 [17 - 52].

O estudo das câmaras direitas revelou dilatação do ventrículo direito em cinco pacientes (9%) e disfunção do VE em três pacientes (5%). O TAPSE médio foi de 21,1 mm ± 2,5 mm [14 - 26], o S' médio foi de 12,6 cm/s ± 2,3 cm/s [7 - 18] e o FR médio foi de 53% ± 5,7 [40% - 62%].

Também observámos dilatação da DO em 30 doentes (53%) com um tamanho médio de DO de 14,8 cm2 ± 5,6 cm2 [10 - 29].

O estudo da pressão arterial pulmonar concluiu que a HAP era grave em 12 doentes (21%), com uma média de 50,4 mmHg ± 10,8 mmHg [23 mmHg - 80 mmHg].

A tabela abaixo resume os dados de ultrassom para as câmaras cardíacas e a função do VE e VD.

Tabela VII: Resultados dos parâmetros de ultrassom das cavidades cardíacas

	Frequência (n)	Percentagem (%)
VG		
FEVE (%)		
Disfunção moderada (30%-54%)	11	19
> Função mantida (55%)	46	81
Dilatação do VE	22	39
Hipertrofia do VE	17	30
Expansão do OG	51	89
< 20 cm2	4	7
20 - 40 cm2	39	68
> 40 cm2	14	25
Expansão dos OD	30	53
< 10 cm2	5	9
10-20 cm2	41	72
>20 cm2	11	19
VD		
TAPSE		
> 17 mm	54	95
< 17 mm	3	5
S'		
> 9,5 cm/s	54	95
< 9,5 cm/s	3	5

FR (%)		
Função VD mantida	54	95
Função VD comprometida	3	5
Dilatação VD	5	9
HAP	53	93
> PAPS 55 mmHg	12	21
PAPS 35-54 mmHg	42	74
PAPS < 35 mmHg	4	7

= = VE = ventrículo esquerdo; FEVE = fração de ejeção do VE; AE = aurícula esquerda; AD = aurícula direita; VD = ventrículo direito; fração de encurtamento da FR; HAP = hipertensão arterial pulmonar; pressão sistólica da artéria pulmonar SBAP.

2.3.3.2. Estudo das valvulopatias :

Válvula mitral :

A ultrassonografia revelou predomínio de valvopatia mitral em 49 pacientes (86%), sendo 32 com doença mitral isolada (56%). O estreitamento mitral foi encontrado em 35 pacientes (61%), enquanto a insuficiência mitral foi observada em outros 24 (42%). A área de superfície mitral média foi de 1,2 $cm^2 \pm 0,28 cm^2$ [0,6 - 1,8].

Válvula aórtica :

O nosso estudo incluiu 25 doentes com doença valvular aórtica (44%), 8 dos quais com doença aórtica isolada (14%). O estreitamento aórtico foi descrito em 22 pacientes (39%), enquanto a insuficiência aórtica foi observada em 18 casos (32%). A área média da superfície aórtica foi de 0,8 cm2 ± 0,26 cm2 [0,46 - 1,6] e o gradiente médio de 51,4 mmHg ± 14,6 [30 - 85].

Na nossa série, 17 doentes (30%) apresentavam doença valvular mitral e aórtica combinadas.

Válvula tricúspide :

Todos os pacientes apresentavam insuficiência tricúspide mínima a moderada no pré-operatório. Destes pacientes, 19 tinham IT mínima (33%) e 38 tinham IT moderada (67%). Todos os pacientes apresentavam AT indexada < 21 mm/m2 [13,6 - 20,7]. O tamanho médio do anel tricúspide foi de 31,7 mm ± 2,8 mm [27 - 39]. > Em nossa série, 49 pacientes tinham AT < 35 mm (86%), enquanto outros 8 tinham AT 35 mm e < 40 mm (14%).

O quadro seguinte resume os dados ecográficos relativos à valvulopatia:

Tabela VIII: Distribuição dos pacientes de acordo com os dados ecográficos para valvulopatia

	Frequência (n)	Percentagem (%)
Válvula mitral isolada	32	56
Estenose mitral	35	61
Insuficiência mitral	24	42
Prolapso mitral	5	9
Superfície mitral (SM)		
$< 1 cm^2$	8	14

1 - 1,49 cm2	23	40
> 1,5 cm2	5	9
Válvula aórtica isolada	8	14
Estenose aórtica	22	39
Insuficiência aórtica Área de superfície aórtica (SAo)	18	32
< 0,5 cm2	1	2
0,5 - 1 cm2	20	35
> 1 cm2	2	4
Gradiente médio		
< 40 mmHg	4	7
> 40 mmHg	19	33
Cirurgia de válvulas múltiplas: Mitral + Aórtica	17	30
Válvula tricúspide		
Grau de TI		
Grau 1	19	33
Grau 2	38	67
Tamanho da TA		
35 mm - 40 mm	8	14
< 35 mm	49	86

2.3.4. Ultrassom transesofágico (ETE) :

Foi realizada em cinco doentes na procura de trombo intra-uricular (9%) e em quatro doentes com endocardite infecciosa (7%).

2.4. Dados de funcionamento :

2.4.1. Abordagem :

Todos os doentes foram abordados por esternotomia mediana vertical.

2.4.2. Conduta da CEC :

A duração média da CEC em nossos pacientes foi de 77 ± *21* minutos [37 min - 150 min], enquanto a duração média do pinçamento aórtico foi de 57 ± 19 minutos [27 min - 124 min].

3 pacientes (5%) saíram do bypass sem a necessidade de catecolaminas. Um total de 49 pacientes (86%) necessitaram de baixas doses de catecolaminas na saída do bypass, enquanto cinco necessitaram de altas doses de drogas vasoativas (9%).

2.4.3. Procedimento cirúrgico :

A cirurgia foi realizada como procedimento de emergência em 11% dos casos (6 doentes) na sequência de complicações como endocardite infecciosa, eventos embólicos ou insuficiência cardíaca refractária.

Na nossa série, predominaram as substituições da válvula mitral (74%).

Para além disso, três doentes foram submetidos a plastia mitral (5%). Esta consistiu numa ressecção quadrangular do folheto posterior com deslizamento num doente, numa ressecção triangular do folheto posterior noutro e numa CMCO num terceiro.

A figura 17 apresenta em pormenor os vários procedimentos cirúrgicos efectuados.

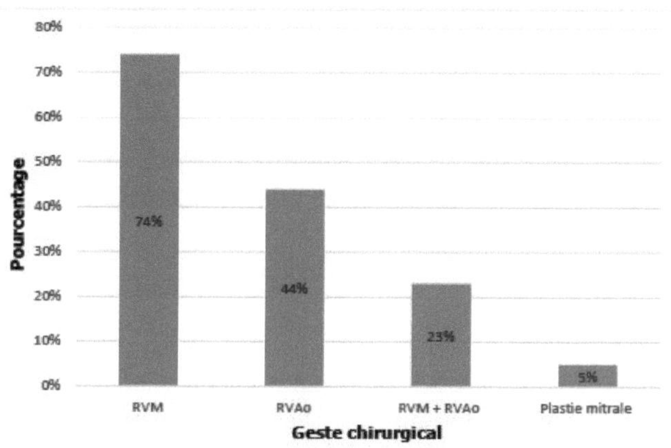

Figura 17: Repartição dos diferentes procedimentos cirúrgicos

2.4.4 Complicações intra-operatórias :

Ocorreram eventos intra-operatórios em 20 pacientes. Foram observados distúrbios do ritmo em 12 doentes (21%) e hemorragia intra-operatória noutros 12 (21%).

Não foram registadas mortes intra-operatórias na nossa série.

2.5. Dados pós-operatórios :

2.5.1. Gestão da unidade de cuidados intensivos :

Durante a permanência na UTI, o tempo médio de extubação foi de 4 ± 2,5 horas [1h - 24h]. O tempo médio de permanência nos cuidados intensivos foi de 3 ± 5 dias [2 - 9].

Dos doentes operados, 48 foram transferidos para a unidade de cuidados intensivos com fármacos vasoactivos (85%). Destes, 46 foram facilmente desmamados das catecolaminas (81%) e dois foram difíceis (4%).

A transfusão na unidade de cuidados intensivos foi necessária para 29 doentes (51%) em diferentes circunstâncias, quer no contexto de hemorragia pós-operatória ativa, quer à distância.

A anticoagulação curativa à base de heparina foi utilizada em 51 doentes (90%) com um aPTT alvo de 2,5 - 3,5 vezes o controlo. Esta anticoagulação foi utilizada em doentes submetidos a substituição valvular por prótese mecânica, ou prótese biológica em posição mitral, ou plastia mitral. Por outro lado, seis pacientes foram colocados em anticoagulação preventiva, de interesse para aqueles que haviam realizado troca valvar aórtica por bioprótese.

Todos os doentes receberam profilaxia antibiótica com uma cefalosporina de 1ª geração durante as primeiras 48 horas. A antibioterapia curativa foi necessária em 35 doentes (61%) na presença de sinais clínicos, radiológicos e biológicos.

2.5.2. Cuidados após a transferência para a enfermaria :

Após a transferência para o departamento de cirurgia cardiovascular e a remoção dos drenos, os doentes que estavam a tomar heparina em dose curativa começaram a tomar AVK.

O tempo total de internamento hospitalar foi de 11 ± 5,2 dias [6 - 26].

2.5.3. Morbidade e mortalidade pós-operatória :

2.5.3.1. Mortalidade :

Não foram registados casos de mortalidade precoce na nossa série de estudos.

2.5.3.2. Morbidade :

Foram observadas complicações pós-operatórias precoces em 48 doentes, o que representa uma morbilidade global de 84%, enquanto nove outros tiveram uma evolução favorável (16%).

Perturbações do ritmo :

A fibrilhação auricular foi a complicação pós-operatória mais frequente observada em 31 doentes (54%). Dois doentes que se encontravam em ritmo sinusal antes da operação passaram a FA no pós-operatório. Os 29 doentes que estavam em FA no pré-operatório mantiveram esta arritmia após a operação.

Complicações pulmonares :

- **Causas infecciosas :**

A pneumonite infecciosa foi a complicação respiratória mais frequente. Foi observada em 51% dos doentes (29 casos), com uma evolução favorável com antibioterapia. Nenhum doente necessitou de reintubação.

- **Edema pulmonar agudo (APO):**

Registámos a ocorrência de POA pós-operatória em 20 doentes (35%), relacionada com um pico hipertensivo em 12 doentes e transfusões iterativas nos restantes. Todos os pacientes evoluíram favoravelmente com diuréticos e ventilação não-invasiva.

Complicações hemorrágicas :

Dos 57 doentes operados, sete (12%) tiveram hemorragia pós-operatória. Três destes doentes apresentaram tamponamento complicado por choque hemorrágico, necessitando de cirurgia de revisão urgente em 65% dos casos.

um controlo da hemostase. Nos outros quatro doentes, as perturbações da hemostase foram controladas medicamente e com produtos sanguíneos. Todos estes doentes evoluíram bem após o episódio hemorrágico.

Perturbações de condução :

Foram registados problemas de condução no pós-operatório em dois doentes (4%), sob a forma de BAV $^{de\ 3o}$ grau. Em ambos os casos, estes problemas de condução foram transitórios e não requereram o uso de pacemaker.

Complicações neurológicas :

Foram descritos dois casos de agitação pós-extubação, que regrediram espontaneamente. Esta agitação não foi acompanhada de sinais de localização, com imagens cerebrais normais.

Complicações renais :

Na nossa série, dois doentes desenvolveram insuficiência renal aguda no pós-operatório (4%), um dos quais necessitou de hemodiafiltração. Ambos os doentes tiveram uma evolução favorável, com retoma da diurese e melhoria da depuração.

Infecções parietais :

Três dos 57 doentes operados desenvolveram uma infeção parietal da ferida de esternotomia, sem instabilidade esternal associada (5%). Estes doentes eram diabéticos, com valores glicémicos pós-operatórios perturbados. Os três doentes evoluíram satisfatoriamente com antibioterapia e cuidados locais.

A tabela IX resume as várias complicações pós-operatórias.

Tabela IX: Distribuição dos pacientes de acordo com as complicações pós-operatórias

	Frequência(n)	Percentagem (%)
Complicações hemorrágicas	7	12
Hemorragia sem recuperação	4	7
Revisão cirúrgica	3	5
Complicações pulmonares	49	89
Causas infecciosas	29	51
OAP	20	35
IRA	2	4
FA	31	54
Distúrbio de condução	2	4
Agitação	2	4
Infeção superficial do esterno	3	5

OAP = Edema pulmonar agudo, IRA = Insuficiência renal aguda, FA = Fibrilhação auricular = Enfarte agudo do miocárdio.

2.6. Controlo a médio e longo prazo :

Todos os doentes que sobreviveram ao internamento foram contactados e acompanhados clinicamente e por ecocardiograma.

O tempo médio de seguimento entre a cirurgia e a última consulta foi de 42,1 meses, com extremos que variaram entre 12 e 67 meses.

2.6.1. Mortalidade tardia :

Foram registados dois casos de morte tardia durante o seguimento pós-operatório (4%) após insuficiência cardíaca aos 12 meses no primeiro caso e aos 14 meses no segundo caso devido a uma causa indeterminada.

2.6.2. Curso clínico :

Dos 55 doentes que sobreviveram, oito ficaram completamente assintomáticos.

Dos 54 pacientes com dispneia no pré-operatório, observámos uma regressão da dispneia em 12 pacientes (22%) com persistência de outros sinais funcionais, e os outros 42 ainda apresentavam dispneia. Nestes últimos, verificou-se uma melhoria da dispneia em 10 doentes (24%), que passaram do estádio III do NHYA para o estádio II.

Dos doentes com palpitações pré-operatórias, sete melhoraram e oito mantiveram-nas. Três pacientes apresentaram lipotimia remota ao episódio perioperatório em relação a uma prótese aórtica estenosante e apenas um paciente relatou episódio sincopal pós-operatório após trombose de prótese aórtica.

A tabela abaixo ilustra os vários sinais clínicos observados no pós-operatório.

Quadro X: Repartição dos doentes por sintomatologia à distância

	Frequência (n)	Percentagem (%)
Dispneia	42	74
NYHA I	3	5
NYHA II	29	51
NYHA III	7	12
NYHAIV	3	5
Síncope	1	2
Lipotimia	3	5
Palpitações	8	14
Dor no peito	7	12

2.6.3. Evolução dos ultra-sons :

Todos os doentes sobreviventes foram submetidos a um exame de ultra-sons. O tempo médio de seguimento entre a cirurgia e o exame de ultrassom variou de nove a 60 meses.

Os vários parâmetros de ultrassom estudados foram :

2.6.3.1. Estudo do coração esquerdo :

O ecocardiograma pós-operatório das cavidades esquerdas mostrou que 15 dos 22 pacientes mantiveram a dilatação do VE, com regressão do DDVE médio para 51,1 mm ± 6,6 mm [32 - 66]. Por outro lado, a FEVE média caiu ligeiramente no pós-operatório para 56,2% ± 7,4%, contra 59,9% ± 9,1 no pré-operatório, com FEVE mantida em 41 pacientes (75%).

Relativamente às OG, verificámos que todos os doentes com dilatação das OG no pré-operatório as mantiveram após a cirurgia (51 doentes), com uma redução do tamanho médio das OG em relação ao pré-operatório, para 31 cm^2 ± 9,3 cm^2 [14,7 - 56,4].

No estudo do perfil hemodinâmico da prótese mitral, verificou-se que cinco doentes apresentavam próteses moderadamente estenosadas (9%), clinicamente assintomáticas, e outros três apresentavam fugas para-protésicas mínimas (5%). Apenas um caso de trombose de prótese foi descrito (2%).

Dos 25 pacientes operados para troca valvar aórtica, quatro desenvolveram vazamento para-protético no pós-operatório, considerado mínimo (7%), e outros dois apresentaram prótese moderadamente estenosada (4%). Apenas um paciente apresentou trombose da prótese em posição aórtica (2%).

A Tabela XI mostra os dados ultra-sonográficos pós-operatórios das câmaras cardíacas e da função do VE e VD.

Tabela XI: Dados ultra-sonográficos do creur esquerdo no pós-operatório

	Frequência (n)	Percentagem (%)
Ventrículo esquerdo (VE)		
FEVE		
30 - 54 %	14	26
> 55%	41	75
Dilatação do VE	15	27
HVG	16	29
Aurícula esquerda (OG)		
Expansão do OG	51	93
< 20 cm^2	4	7
20 - 40 cm2	44	80
> 40 cm2	7	13
Válvula mitral		
Trombose de prótese	1	2
Prótese estenótica	5	9
Fuga paraprostética	3	5
Válvula aórtica		
Trombose de prótese	1	2
Prótese estenótica	2	4
Fuga paraprostética	4	7
Estenose aórtica	1	2
Insuficiência aórtica	2	4

FEVE= fração de ejeção do ventrículo esquerdo; HVE= hipertrofia do ventrículo esquerdo

2.6.3.2. Estudo do coração direito :

O estudo das cavidades direitas revelou dilatação pós-operatória do VD em 14 pacientes (26%), dos quais oito apresentavam disfunção ventricular direita (15%). A TAPSE média foi de 19,5 mm ± 2,8 mm [11 - 26], a S' média foi de 11,2 cm/s ± 2 cm/s [6,5 - 15] e a FR média foi de 51% ± 6,6% [35% - 65%]. Encontramos dilatação pós-operatória da DO em 47 pacientes (86%), com aumento do tamanho em relação ao pré-operatório para 18,4 cm^2 ± 6,7 cm^2 [9 - 41].

Observamos também uma melhora nas pressões médias da artéria pulmonar no pós-operatório para 41,9 mmHg ± 11,5 [25 mmHg - 80mmHg], embora oito pacientes tenham desenvolvido HAP grave no pós-operatório.

O estudo da evolução do AIT no pós-operatório mostrou que 15 doentes tinham agravado o seu AIT (27%). Destes, 10 apresentavam IT moderada a grave (18%), enquanto outros cinco apresentavam IT grave (9%).

> No seguimento, verificámos que 35 doentes apresentavam um TA de 35 mm (64%) no pós-operatório, em comparação com 8 doentes no pré-operatório.

< O estudo do anel tricúspide indexado encontrou uma média de 19,3 mm ± 5,4 mm, sendo que 35 pacientes apresentavam um IT indexado de 21 mm/mp (64%). Três pacientes apresentavam AT indexado limítrofe no pré-operatório, estes mantiveram o IT estacionário no pós-operatório.

Apenas um doente desenvolveu estreitamento tricúspide, com IT moderado e anel dilatado.

A Tabela XII resume os dados ultra-sonográficos do estudo da válvula e da prótese:

Tabela XII: Parâmetros ecográficos pós-operatórios do coração direito

	Frequência (n)	**Percentagem (%)**
Válvula tricúspide		
Insuficiência tricúspide (IDT)	55	100
Grau 1	13	24
Grau 2	27	49
Grau 3	10	18
Grau 4	5	9
Tamanho da TA		
> 35 mm	35	64
< 35 mm	20	36
Estreitamento da tricúspide	1	2
Aurícula direita (AR)		
Dilatação do DO	47	86
< 10 cm^2	1	2
10 - 20 cm2	36	66

> 20 cm2	18	33
Ventrículo direito (VD)	30	53
TAPSE		
< 17 mm	8	15
> 17 mm	47	86
S'		
< 9,5 cm/s	7	13
> 9,5 cm/s	48	87
FR (%)		
Função VD mantida	49	89
Função VD comprometida	6	11
Dilatação VD	14	25
HAP	53	93
PAPS < 35 mmHg	19	35
PAPS 35-54 mmHg	28	51
> PAPS 55 mmHg	8	15

= RD = Átrio direito; VD = Ventrículo direito; ITT = Insuficiência tricúspide; FR = Fração de encurtamento; HAP = Hipertensão arterial pulmonar; SBAP Pressão arterial pulmonar sistólica

2.6.4. Tratamento de doentes com insuficiência tricúspide moderada a grave com elevado risco de procedimento:

Os 10 doentes com insuficiência tricúspide moderada a grave após cirurgia valvular esquerda (18%), nos quais não foi dada indicação para cirurgia tricúspide isolada devido à presença de HAP major e/ou VD falhada, foram submetidos a tratamento médico optimizado.

2.6.5. Tratamento de doentes que desenvolvem insuficiência tricúspide grave com baixo risco de procedimento:

Cirurgia Redux :

Durante o seguimento, cinco doentes necessitaram de repetir tardiamente a cirurgia para reparação da lesão tricúspide (9%), com ou sem intervenção no coração esquerdo.

Destes cinco doentes, quatro foram submetidos a anuloplastia tricúspide associada a um procedimento valvular do lado esquerdo, quer por disfunção das próteses mitro-aórticas num doente, quer por plastia mitral que se tornou estenótica num segundo, quer pelo aparecimento de nova doença valvular do lado esquerdo nos outros dois.

Apenas um doente foi submetido a uma intervenção isolada na válvula tricúspide após a cirurgia inicial, sem recurso a nova cirurgia do coração esquerdo.

A tabela abaixo resume os diferentes procedimentos de revisão com as cirurgias iniciais do creur esquerdo.

Tabela XIII: Diferentes procedimentos de revisão e tempo necessário para a cirurgia de redução em relação ao tempo necessário para efetuar o procedimento. cirurgia inicial

Paciente Nº	Cirurgia inicial	Operação de revisão	Tempo de seguimento
42	RVM + RVAo	2è RVM + 2è RVAo + AT	34
55	RVM	RVT	48
40	Plastia mitral	RVM + AT	52
56	RVAo	RVM + AT	55
41	RVM	RVAo + AT	59

MVR = substituição da válvula mitral, AVR = substituição da válvula aórtica, TA = anuloplastia tricúspide

Acompanhamento pós-operatório após a recuperação :

Todos os doentes reoperados tiveram uma evolução pós-operatória favorável com 100% de sobrevivência. A dispneia regrediu em todos os doentes, passando do estádio III-IV da NYHA para o estádio I-II.

A monitorização ecográfica destes doentes revelou um bom perfil hemodinâmico das próteses e um anel tricúspide não estenosante.

A tabela XIV resume o perfil evolutivo pós-operatório após a cirurgia de redução.

Quadro XIV: Evolução pós-operatória dos doentes reoperados

Estudo pós-operatório	
Mortalidade hospitalar	0
Tempo de intubação (h)	10,83 ± 4,6
Tempo CEC (min)	85 ± 29
Tempo de fixação	68 ± 33
Assistência circulatória (ECMO)	0
Permanecer nos cuidados intensivos	8 ± 3,4
Complicações	
Doença pulmonar infecciosa	1
Perturbações de condução	1
IRA	0
Hemorragia pós-operatória	1
Infeção superficial do esterno	1

ECMO = Oxigenação por membrana extracorporal, IRA = Insuficiência renal agudaê

3.ESTUDO ANALÍTICO :

3.1. Factores associados ao agravamento da insuficiência tricúspide :

Com o objetivo de estudar os fatores associados à progressão da fístula tricúspide, comparamos os dados pré, intra e pós-operatórios entre os 55 pacientes que sobreviveram à distância e de acordo com a piora da IT no pós-operatório.

3.1.1. Factores epidemiológicos :

O agravamento da IT foi significativamente associado à utilização prolongada de AVK (p = 0,005). No entanto, a idade, o sexo e o IMC não foram associados a este agravamento.

A tabela abaixo resume os factores epidemiológicos incriminados no agravamento da IT pós-operatória.

Tabela XV: Fatores epidemiológicos associados à piora da insuficiência tricúspide no pós-operatório

	Grau 3-4 (n=15)	Grau 1-2 (n= 40)	p	OR [IC95%]
Idade (anos)	46,6 ± 15,9	51,2 ± 12,9	0,271	-
Tipo				
Homens	4 (20%)	16 (80%)	0,36	-
Mulher	11 (31%)	24 (69%)		-
Peso (kg)	74,3 ± 12,8	68,9 ± 11	0,138	-
Altura (cm)	165,3 ± 7,3	162,9 ± 7,9	0,312	-
IMC (kg/m²)	27,5 ± 5	26,2 ± 5,1	0,418	-
< 18,5 kg/m²	0	1 (100%)	1	-
18,5 - 24,9 kg/m2	5 (23%)	17 (77%)	0,537	-
25 - 29,9 kg/m2	8 (42%)	11 (58%)	0,073	-
> 30 kg/m 2	2 (15%)	11 (85%)	0,477	-
Tomar medicamentos	14 (42%)	19 (58%)	**0,002**	-
Aspégico	1 (17%)	5 (83%)	1	-
Sintrom	12 (44%)	15 (56%)	**0,005**	-

3.1.2. Dados clínicos :

3.1.2.1. Factores de risco cardiovascular e antecedentes médicos :

O agravamento do AIT após cirurgia cardíaca esquerda foi significativamente associado à presença de dois ou mais FRCV com p = 0,03; OR=4,421; IC95%=1,08-18,093.

A tabela seguinte mostra os diferentes CDRFs e as histórias clínicas associadas ao agravamento do AIT.

Tabela XVI: Factores de risco cardiovascular e várias patologias associadas ao agravamento da insuficiência tricúspide pós-operatória

	Grau 3-4 (n=15)	Grau 1-2 (n= 40)	p	OR [IC95%]
FDRCV	15 (31%)	34 (69%)	0,173	-
> 2 FDRCV	12 (39%)	19 (61%)	**0,03**	4,421 [1,0818,093]
> 3 FDRCV	4 (40%)	6 (60%)	0,434	-
Diabetes	4 (57%)	3 (43%)	0,079	-
Tabaco	3 (23%)	10 (77%)	1	-
HTA	1 (11%)	8 (89%)	0,417	-
Dislipidemia	3 (37%)	5 (63%)	0,669	-
Excesso de peso	7 (41%)	10 (59%)	0,189	-
Obesidade	2 (15%)	11 (85%)	0,477	-

Historial médico	13 (29%)	32 (71%)	0,71	-
RAA	12 (32%)	26 (68%)	0,344	-
DMPC	3 (27%)	8 (73%)	1	-
Hipotiroidismo	2 (40%)	3 (60%)	0,606	-
AVC	1 (25%)	3 (75%)	1	-
IRC	0 (0%)	1 (100%)	1	-
Doença das artérias coronárias	0 (0%)	1 (100%)	1	-
OSA	0 (0%)	3 (100%)	0,554	-
DPOC	1 (100%)	0 (0%)	0,273	-
Endocardite	0 (0%)	4 (100%)	0,565	-
História cirúrgica	2 (29%)	5 (71%)	1	-

CVRDF: Factores de risco cardiovascular; hipertensão; febre reumática; dilatação mitral percutânea; AVC: acidente vascular cerebral; DRC: insuficiência renal crónica; SAOS: síndrome de apneia obstrutiva do sono; DPOC: doença pulmonar obstrutiva crónica.

3.1.2.2. Etiologias da valvulopatia :

A etiologia reumática foi mais frequentemente observada no agravamento da IT pós-operatória (86,6%), embora não tenha sido significativamente associada a esta progressão (p = 0,477).

A Tabela XVII ilustra as diferentes etiologias de valvulopatia associadas à progressão da IT após cirurgia cardíaca esquerda.

Tabela XVII: Etiologias das valvulopatias associadas ao agravamento da insuficiência tricúspide

	Grau 3-4 (n=15)	Grau 1-2 (n=40)	p
Reumático	13 (87%)	29 (73%)	0,477
Degenerativo	2 (13%)	4 (10%)	0,66
Endocardite	0 (0%)	5 (13%)	0,308
Bicúspide	0 (0%)	1 (3%)	1
Doença de Barlow	0 (0%)	2 (5%)	1

3.1.2.3. Sinais funcionais e físicos :

Nenhum fator clínico foi associado à piora do AIT no pós-operatório. Por outro lado, a progressão da IT foi observada em todos os pacientes dispneicos no pós-operatório, sem que houvesse uma associação significativa (p = 0,554).

Além disso, a presença de distúrbios do ritmo do tipo FA no ECG pré-operatório foi significativamente associada à piora da IT pós-operatória (p=0,001; OR=10,833; IC95%=2,143-54,769).

A tabela seguinte resume os dados clínicos associados ao agravamento do IT:

Tabela XVIII: Dados clínicos pós- associado agravamento da insuficiência operatórios da tricúspide

	Grau 3-4 (n=15)	Grau 1-2 (n= 40)	p	OR [IC95%]
Febre	0 (0%)	4 (10%)	0,565	-
Dispneia	15 (100%)	37 (93%)	0,554	-

NYHA II	2 (13%)	6 (15%)	1	-
NYHA III	9 (60%)	24 (60%)	1	-
NYHA IV	4 (27%)	7 (18%)	0,468	-
Angina	2 (13%)	6 (15%)	1	-
Insuficiência cardíaca esquerda	2 (13%)	3 (8%)	0,606	-
Lipotimia	5 (33%)	7 (18%)	0,274	-
Síncope	0 (0%)	3 (8%)	0,554	-
Palpitações	4 (27%)	11 (28%)	1	-
Acidente embólico	0 (0%)	2 (5%)	1	-
Euroscore	2,46	2,46	0,334	-
Baixo risco (0-2%)	3 (21%)	11 (79%)	0,734	-
Risco médio (2-5%)	8 (25%)	24 (75%)	0,655	-
Risco elevado (> 5%)	4 (44%)	5 (56%)	0,236	-
Anomalias no ECG	14 (39%)	22 (61%)	**0,008**	11,455 [1,372-95,643]
FA	13 (46%)	15 (54%)	**0,001**	10,833 [2,143-54,769]
Perturbações do condução	2 (22%)	7 (78%)	1	-
Perturbações do repolarização	2 (50%)	2 (50%)	0,298	-

FA = Fibrilhação auricular

3.1.3. Dados de ultrassom :

Estudo das cavidades :

Verificámos que a dilatação pré-operatória das OG estava significativamente associada à progressão da fístula tricúspide no pós-operatório (37,83±8,43 vs 31,35±10,4; p=0,036).

Embora a dilatação da DO estivesse presente em 11 dos 15 pacientes que pioraram a fístula tricúspide no pós-operatório, ela não foi significativamente associada a essa progressão (p = 0,061). HAP moderada foi observada em 13 pacientes com fístula tricúspide pós-operatória moderada a grave, mas não foi significativamente associada à piora do IT após a cirurgia valvar esquerda.

Os dados estão resumidos no quadro XIX.

Tabela XIX: Diferentes parâmetros ultra-sonográficos associados à piora da insuficiência tricúspide pós-operatória

	Grau 3-4 (n=15)	Grau 1-2 (n= 40)	p	OR [IC95%]
Ventrículo esquerdo (VE)				
FEVE	57,7 ± 9,8	61,5 ± 8,2	0,159	-
30 - 54 %	3 (20%)	6 (15%)	0,692	-
> 55 %	12 (80%)	34 (85%)		-
DTD	53,5 ± 4,6	53,4 ± 7,1	0,935	-
Dilatação do VE	4 (27%)	17 (43%)	0,282	-
HVG	5 (33%)	11 (28%)	0,744	-
Aurícula esquerda (OG)				

Tamanho OG (cm²)	37,8 ± 8,4	31,3 ± 10,4	**0,036**	1,066 [1,002-1,133]
< 20 cm²	0 (0%)	4 (10%)	0,565	-
20 - 40 cm2	9 (60%)	28 (70%)	0,529	-
> 40 cm2	6 (40%)	8 (20%)	0,169	-
Aurícula direita (AR)				
Dilatação do DO	11 (73%)	18 (45%)	0,061	-
Tamanho do OD (cm2)	16,7 ± 7,6	14 ± 4,7	0,21	-
< 10 cm2	1 (7%)	4 (10%)	1	-
10 - 20 cm2	8 (53%)	31 (78%)	0,102	-
> 20 cm2	6 (40%)	5 (13%)	0,052	-
Ventrículo direito (VD)				
TAPSE	21,5 ± 2,9	21,2 ± 2,1	0,714	-
< 17 mm	1 (7%)	1 (3%)	0,475	-
> 17 mm	14 (93%)	39 (74%)		-
S'	12,9 ± 2,6	12,7 ± 2	0,724	-
< 9,5 cm/s	1 (7%)	1 (3%)	0,475	-
> 9,5 cm/s	14 (93%)	39 (97%)		-
FR (%)	52,1 ± 5,8	53,9 ± 5,3	0,3	-
Função VD preservado	1 (7%)	1 (3%)	0,475	-
Função VD comprometida	14 (93%)	39 (98%)		-
Dilatação VD	2 (13%)	2 (5%)	0,298	-
HAP	14 (93%)	37 (93%)	1	-
PAPS	48,5 ± 6	50,3 ± 11,5	0,555	-
> 55 mmHg	1 (7%)	9 (23%)	0,255	-
35-54 mmHg	13 (87%)	29 (73%)	0,477	-
< 35 mmHg	1 (7%)	3 (8%)	1	-

FEVE: fração de ejeção do ventrículo esquerdo; HAP: hipertensão arterial pulmonar; PAPS: pressões sistólicas arteriais pulmonares; DTD: diâmetro telessistólico; HVE: hipertrofia ventricular esquerda; FR: fração de encurtamento.

Estudo das válvulas :

Um TI pós-operatório grande foi significativamente associado a uma área de superfície mitral inferior a 1 cm² (p = 0,036).

A tabela a seguir resume os parâmetros ultra-sonográficos valvares associados à piora da fístula tricúspide.

Tabela XX: Parâmetros ultra-sonográficos valvares associados ao agravamento da insuficiência tricúspide

	Grau 3-4 (n=15)	Grau 1-2 (n = 40)	P
Válvula mitral			
Estenose mitral	12 (80%)	22 (55%)	0,089
Insuficiência mitral	4 (27%)	20 (50%)	0,12
Prolapso mitral	2 (13%)	3 (8%)	0,606
Doença mitral isolada	9 (60%)	22 (55%)	0,739
Superfície mitral (SM)	1,3 ± 0,2	1,1 ± 0,3	0,068
< 1 cm2	0 (0%)	8 (20%)	**0,032**

1 - 1,49 cm2	10 (67%)	12 (30%)	0,139
> 1,5 cm2	2 (13%)	3 (8%)	1
Válvula aórtica			
Estenose aórtica	5 (33%)	16 (40%)	0,65
Insuficiência aórtica	3 (20%)	15 (38%)	0,335
Doença aórtica isolada	1 (7%)	6 (15%)	0,66
Área da superfície aórtica (SAo)	0,9 ± 0,4	0,7 ± 0,2	0,3
< 0,5 cm2	0 (0%)	1 (10%)	1
0,5 - 1 cm2	5 (33%)	14 (35%)	1
> 1 cm2	1 (7%)	1 (10%)	0,481
Gradiente médio	54,8 ± 18,7	50,8 ± 13,6	0,577
< 40 mmHg	1 (7%)	3 (8%)	1
> 40 mmHg	5 (33%)	13 (33%)	
Cirurgia de válvulas múltiplas :	5 (33%)	12 (30%)	1
Mitral + Aórtica			
Válvula tricúspide			
Grau de TI			
Grau 1	4 (27%)	14 (35%)	0,749
Grau 2	11 (73%)	26 (65%)	0,11
Tamanho AT (mm)	30,9 ± 1,7	31,9 ± 3	0,171
35 mm - 40 mm	0 (0%)	7 (18%)	
< 35 mm	15 (100%)	33 (83%)	
Tamanho da TA indexada (mm)	16,8 ± 1,2	19,6 ± 0,8	0.096
< 21 mm/m2	15 (100%)	35 (100%)	
>21mm/m2	0	0	
Lesões associadas			
Trombo	1 (7%)	4 (10%)	1
Vegetação II	0 (0%)	4 (10%)	0,565

3.1.4. Factores intra-operatórios :

Dos 15 doentes que pioraram o IT no pós-operatório, 13 tinham tido RVM sem que houvesse uma associação significativa (p = 0,304).

A Tabela XXI ilustra os diferentes factores intra-operatórios associados à ocorrência de IT moderada a grave no pós-operatório.

Tabela XXI: Factores intra-operatórios associados ao agravamento da insuficiência tricúspide

	Grau 3-4 (n=15)	Grau 1-2 (n = 40)	P
Tempo de fixação (min)	57 [45-90,5]	58 [47-74,5]	0,799
Tempo CEC (min)	80 [63,5-114,5]	76 [60-97,5]	0,472
Catecolaminas			
Sem catecolaminas	0 (0%)	3 (100%)	0,554
Dose baixa	14 (30%)	33 (70%)	0,423
Dose elevada	1 (20%)	4 (80%)	1

Gesto operativo			
Substituição da válvula mitral	13 (32%)	28 (68%)	0,304
Engenharia mecânica	13 (36%)	23 (64%)	0,16
Orgânico	0 (0%)	5 (100%)	
Plastia mitral	1 (33%)	2 (67%)	1
Substituição da válvula aórtica	6 (25%)	18 (75%)	0,739
Engenharia mecânica	6 (32%)	13 (68%)	0,28
Orgânico	0 (0%)	5 (100%)	
Cirurgia de válvulas múltiplas: Mitral + Aórtica	5 (39%)	8 (61%)	0,31
Complicações intra-operatórias	4 (21%)	15 (79%)	0,452
Hemorragia	3 (25%)	9 (75%)	1
Perturbações do ritmo	2 (18%)	9 (82%)	0,708

3.1.5. Factores pós-operatórios :

O agravamento do AIT foi significativamente associado à fibrilhação auricular pós-operatória (n=13; 45%; p=0,002; OR=9,75; IC95%=1,934-49,146).

A tabela abaixo resume as complicações pós-operatórias associadas ao agravamento da IT no pós-operatório.

Tabela XXII: Complicações pós-operatórias da associado ao agravamento de insuficiência tricúspide

	Grau 3-4 =(n 15)	Grau 1-2 (n= 40)	P
Complicações pós-operatórias			
Sim	14 (30%)	32 (70%)	0,417
Não	1 (11%)	8 (89%)	
Tamponamento			
Sim	2 (29%)	5 (71%)	1
Não	13 (27%)	35 (73%)	
Aquisição			
Sim	1 (33%)	2 (67%)	1
Não	14 (27%)	38 (73%)	
Fibrilhação auricular			
Sim	13 (45%)	16 (55%)	**0,002**
Não	2 (8%)	24 (92%)	
Bloqueio atrioventricular			
Sim	2 (100%)	0 (0%)	0,071
Não	13 (25%)	40 (76%)	
Edema agudo do pulmão			
Sim	5 (26%)	14 (74%)	0,908
Não	10 (28%)	26 (72%)	
Insuficiência cardíaca			
Sim	1 (100%)	0 (0%)	0,273
Não	14 (26%)	40 (74%)	
Doença pulmonar infecciosa			
Sim	8 (28%)	21 (72%)	0,956
Não	7 (27%)	19 (73%)	

Insuficiência renal agudaê			
Sim	1 (50%)	1 (50%)	0,475
Não	14 (26%)	39 (74%)	
Agitação			
Sim	0 (0%)	2 (100%)	1
Não	15 (28%)	38 (72%)	
Infeção parietal			
SIM I 1 (33%) 2 (67%) 1			
Não	1 14 (27%)	38 (73%)	
Tempo de permanência na UTI	3 (2-6)	3 (2-9)	0,25
Duração do internamento	11 (6-26)	11 (6-23)	0,655

3.2. Estudo multivariado :

Identificámos os factores independentes associados ao agravamento do IT no pós-operatório, depois de ajustados para a idade, o sexo e o IMC.

O valor limiar do OG acima do qual o risco de gravidade estava significativamente associado foi determinado pela curva ROC, com um valor limiar estimado correspondente a uma melhor sensibilidade deste parâmetro na previsão da gravidade do AIT.

A tabela abaixo ilustra os diferentes factores independentes para o agravamento do IT no pós-operatório.

Tabela XXIII: Estudo multivariado da factores associados a o agravamento insuficiência tricúspide pós-operatória da

	n (%)	P	OU	IC95%
Tratamento anticoagulante	14 (42%)	0,008	18,986	2,128-169,379
> **2 FDRCV**	12 (39%)	0,013	9,457	1,611-55,521
FA pré-operatória	13 (46%)	0,004	11,496	2,175-60,767
Tamanho do OG > 33 cm^2	10 (42%)	0,049	3,744	1,005-13,951

CVDRF: Factores de risco cardiovascular; FA: Fibrilhação auricular; AE: Átrio esquerdo

3.3. Comparação dos sinais clínicos e ecográficos pré e pós-operatórios:

3.3.1. Sinais clínicos :

Verificámos que a dispneia regrediu em 12 doentes no pós-operatório, o que conduziu a uma evolução significativamente favorável (p = 0,013). A lipotimia desapareceu em 11 pacientes (p = 0,022).

As tabelas abaixo descrevem a evolução dos vários sinais clínicos no pré e pós-operatório.

Quadro XXIV: Comparação da dispneia pré e pós-operatória

	Dispneia pós-operatória	**P**

		Sim	Não	
Dispneia pré de funcionamento	**Sim**	40	12	**0,013**
	Não	2	1	

Quadro XXV: Comparação da evolução da lipotimia no pré e no pós-operatório

		Lipotimia pós-operatória		**P**
		Sim	**Não**	
Lipotimia pré de funcionamento	**Sim**	1	11	**0,022**
	Não	2	41	

Tabela XXVI: Comparação da evolução da síncope no pré e no pós-operatório

		Síncope pós-operatória		**P**
		Sim	**Não**	
Pré-síncope de funcionamento	**Sim**	0	3	**0,625**
	Não	1	51	

Tabela XXVII: Comparação da evolução das palpitações no pré e no pós-operatório

		Palpitações pós-operatórias		**P**
		Sim	**Não**	
Palpitações pré de funcionamento	**Sim**	3	12	0,143
	Não	5	35	

3.3.2. Sinais de ultrassom :

Observamos uma diminuição significativa em todos os parâmetros ultra-sonográficos pós-operatórios das câmaras cardíacas, com exceção da diminuição do tamanho do OG (p=0,087).

A tabela abaixo ilustra as variações nos parâmetros de ultrassom antes e depois da cirurgia.

Tabela XXVIII: Perfil pré e pós-operatório das câmaras cardíacas

Parâmetros	**Diferença pré e pós-operatória**		- **p**
	Média ± DP	**IC95%**	
FEVE (%)	4,3 ± 8,7	[1,951-6,667]	**0,001**
Diâmetro telessistólico	2,4 ± 7,6	[0,323-4,44]	**0,024**
Tamanho OG (cm^2)	2,1 ± 8,9	[-0,3196-4,5268]	0,087
Tamanho do OD (cm2)	-3,6 ± 6,2	[-5,3204--1,9887]	**<0,001**
TAPSE (mm)	1,7 ± 3,2	[0,861-2,5753]	**<0,001**
S' (cm/s)	1,6 ± 2,9	[0,794-2,3624]	**<0,001**
Fração de regurgitação (%)	2,4 ± 7,9	[0,268-4,568]	**0,028**
PAPS (mmHg)	7,9 ± 15,4	[3,787-12,14]	**<0,001**

FEVE: fração de ejeção do ventrículo esquerdo; AE: aurícula esquerda; AD: aurícula direita; PSAP: pressões sistólicas da artéria pulmonar.

Observou-se aumento significativo do tamanho do anel tricúspide no pós-

substituição da valva aórtica foi realizada em 25 pacientes (44%).
Complicações pós-operatórias precoces foram observadas em 48 pacientes, resultando em uma morbidade global de 84%. Dois pacientes, que estavam em ritmo sinusal antes da operação, entraram em FA no pós-operatório, e outros dois apresentaram um distúrbio condutivo, como um BAV transitório de 3º grau (3%).
O tempo médio de permanência nos cuidados intensivos foi de 3 dias [2-9]. A duração total internamento hospitalar foi de 11 dias [6-26].
Não foram registados casos de mortalidade peri-operatória no nosso estudo.
Todos os doentes contactados para acompanhamento pós-operatório. O tempo médio de seguimento entre a cirurgia e a última consulta foi de 42,1 meses.
Foram registados dois casos de morte tardia durante o seguimento pós-operatório (3%) após insuficiência cardíaca aos 12 meses, no primeiro caso, e aos 14 meses, no segundo caso, de causa indeterminada no domicílio.
O ecocardiograma pós-operatório mostrou uma diminuição do tamanho médio do OG em relação ao pré-operatório, para 31,1 cm^2 [15 - 56]. Verificamos que 14 pacientes (25%) apresentavam dilatação do VE, sendo oito disfuncionais (14%). O estudo do DO mostrou dilatação em 41 pacientes (74%), com aumento significativo do tamanho em relação ao pré-operatório para 18,4 cm2 ± 6,7 cm2 [9 - 41] ($p < 0,001$).
O estudo da evolução do AIT no pós-operatório mostrou que 15 doentes tinham agravado o seu AIT (27%). Destes, 10 apresentavam IT moderada a grave (18%), enquanto outros cinco apresentavam IT grave (9%).

> Observamos também uma piora significativa do diâmetro do anel tricuspídeo no pós-operatório ($p<0,001$), com 35 pacientes apresentando um AT de 35 mm (64%). Apenas um paciente evoluiu com estreitamento tricúspide, com IT moderado e anel dilatado.

Dos doentes que agravaram o IT após a cirurgia à válvula esquerda, cinco necessitaram de repetir tardiamente a cirurgia para reparação da lesão tricúspide (9%), associada ou não a um procedimento no ventrículo esquerdo.
Os restantes 10 doentes com insuficiência tricúspide moderada a grave após cirurgia valvular esquerda (18%), nos quais não foi estabelecida a indicação para cirurgia tricúspide isolada devido à presença de HAP major e/ou falência do VE, foram submetidos a tratamento médico optimizado.
Os seguintes factores estiveram associados ao agravamento do AIT no pós-operatório: terapêutica anticoagulante de longa duração ($p = 0,008$ e OR = 18,986), presença de mais de dois factores de risco ($p = 0,013$ e OR = 9,457), FA pré-operatória ($p = 0,004$ e OR = 11,496) e tamanho do VE pré-operatório > 33 cm^2 ($p = 0,049$ e OR = 3,744).

2 PONTOS FORTES E LIMITAÇÕES DO NOSSO ESTUDO :

O nosso trabalho teve como base a preocupação constante com a evolução da insuficiência tricúspide mínima a moderada não reparada após a substituição da válvula cardíaca esquerda e o estudo dos factores que influenciam o agravamento desta regurgitação tricúspide a longo prazo.

A nossa série é a maior série tunisina em termos de número de pacientes, investigando os factores associados ao agravamento da fístula tricúspide após cirurgia valvular do lado esquerdo. Os estudos anteriores centraram-se principalmente na cirurgia da válvula mitral, mas no presente estudo incluímos doentes operados à válvula aórtica, a fim de avaliar o agravamento da IT.

Por outro lado, o elevado número de testes estatísticos utilizados e a existência de parâmetros clínicos e ecográficos idênticos avaliados antes e após a operação permitiram avaliar o grau de alteração destes parâmetros no pós-operatório.

No entanto, o nosso estudo tem uma série de limitações, que não são negligenciáveis. A principal limitação foi a natureza retrospetiva e monocêntrica do estudo. A amostra de doentes foi relativamente pequena quando comparada com séries mundiais, o que é uma das limitações que conduz inevitavelmente a uma falta de poder. De facto, o risco relativo de cada um dos factores associados não foi estatisticamente fiável dada a pequena dimensão da população, para além da frequência de agravamento observada no pós-operatório. Um estudo prospetivo com um maior número de doentes ajudaria a determinar os factores preditivos de IT pós-operatória.

O facto de a ecocardiografia pré-operatória ter sido realizada por vários cardiologistas de diferentes departamentos de cardiologia pode enviesar os resultados, uma vez que se trata de um exame dependente do operador.

Por outro lado, a duração do acompanhamento, que é relativamente curta em comparação com as séries mundiais, influenciou o estudo da evolução a longo prazo do TI.

3 ... CHAVE PONTOS FORTES E LIMITAÇÕES DOS PRINCIPAIS RESULTADOS NA LITERATURA :

A natureza retrospetiva da maioria dos estudos teve um impacto negativo nos resultados finais combinados.

Apesar de os hábitos de cirurgia valvular serem comuns nos diferentes centros de estudo, foram muitos os operadores envolvidos durante o período das diferentes séries, o que constituiu uma limitação importante. De facto, a escolha do procedimento cirúrgico dependia do cirurgião, sendo que alguns estavam ligeiramente mais inclinados a optar pela substituição valvular com preservação do aparelho subvalvular. Esta técnica conservadora tem demonstrado ser um fator protetor contra o desenvolvimento de IT pós-operatória. Por este motivo, em alguns estudos, a variável cirurgião foi incluída no modelo de propensity score (PS).

Noutros estudos, certos parâmetros ecográficos, nomeadamente a função do VE e o tamanho do anel, não foram avaliados. Para além disso, são ainda necessários estudos mais aprofundados para rever a relação entre o agravamento do AIT e a disfunção do VE ou a dilatação do anel.

4 .ENQUADRAMENTO TEÓRICO :

A válvula tricúspide, frequentemente associada a regurgitação e outrora relegada para o estatuto de "válvula esquecida", está agora a emergir como o novo foco interesse. Esta transformação decorre da sua crescente importância em termos de prevalência e potencial gravidade, e dos promissores avanços nas técnicas de tratamento curativo percutâneo.

A insuficiência tricúspide foi observada em aproximadamente 80% das ultra-sonografias cardíacas realizadas [18]. Nos Estados Unidos, 1,6 milhão de pacientes apresentavam AIT moderada a grave. Entretanto, apenas 8.000 pacientes eram candidatos à cirurgia da valva tricúspide [18,19].

4.1. Mecanismo da insuficiência tricúspide funcional :

A insuficiência tricúspide funcional é caracterizada por regurgitação ventriculoatrial. É necessária uma compreensão do processo patológico da IT funcional para determinar a estratégia de gestão ideal para esta condição.

O TA é um componente tanto da valva tricúspide quanto da VD. A dilatação do TA ocorre às custas de suas partes anterior e posterior, correspondendo à parede livre da VD (Figura 18).

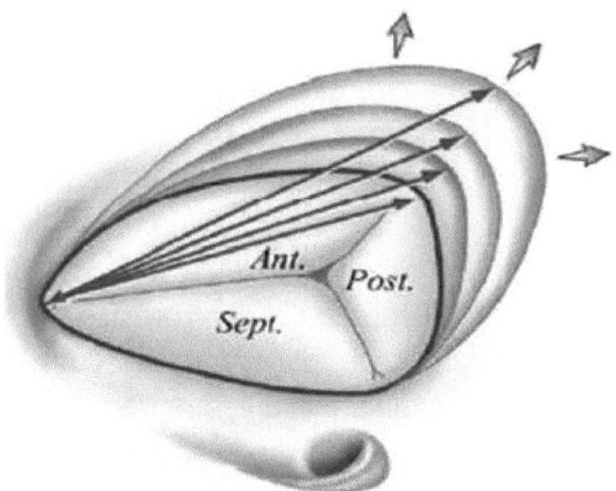

Figura 18: Processo patológico da dilatação do anel tricúspide [20].

A IT funcional deve-se à fixação da cúspide da válvula, resultando numa diminuição da coaptação da cúspide causada por :

Dilatação anular: Tem um papel predominante no aparecimento da IT, após a dilatação da aurícula direita causada pela FA. Esta é secundária ao aumento da pressão na circulação pulmonar.

Cinética sistólica do anel: O encurtamento sistólico do anel está reduzido à metade nas formas mais graves [21,22]. Após a correção da doença valvular cardíaca esquerda, a ausência de melhoria do encurtamento sistólico do anel está associada à persistência de taquicardia.

Desalinhamento das válvulas na sístole: a manutenção das válvulas na posição anterior do anel pela tração das cordas devido à dilatação ventricular pode levar a uma tração assimétrica.

Na FA, a perda da sístole atrial também contribui para a regurgitação.

4.2. Consequências da insuficiência tricúspide funcional :

A TI aumenta a pré-carga do VD, que na maioria dos casos já está sujeito a uma pós-carga aumentada devido à hiperpressão pulmonar. Contribui, assim, para a dilatação ventricular. A pressão no DO aumenta como resultado do aumento da pressão de enchimento ventricular e, sobretudo, da regurgitação sistólica. Este aumento de pressão provoca a dilatação do DO.

Na diástole, a pressão permanece elevada devido à complacência diminuída da VD. A hiperpressão auricular é transmitida a montante para a circulação venosa sistémica, resultando num aumento das pressões venosas, o que pode levar à insuficiência cardíaca direita. Desta forma, a IT grave e de longa duração pode levar à insuficiência cardíaca como resultado da disfunção do VE e da FA.

Além disso, a dilatação progressiva da VD é responsável dilatação da AT, o que aumentará a taquicardia. Esta nem sempre é reversível após correção da taquicardia ou de sua causa [23,24].

4.3. Cirurgia da válvula tricúspide para insuficiência tricúspide :

Como as recomendações para a cirurgia concomitante da válvula tricúspide na altura da cirurgia da válvula cardíaca esquerda são recentes, não é raro ver estes doentes com um AIT significativo à distância da cirurgia do coração esquerdo.

De acordo com as últimas recomendações da Sociedade Europeia de Cardiologia e da Associação Europeia Cardio-Torácica revistas em 2021 [2] (Anexo 4), a cirurgia está indicada para doentes com IT funcional grave propostos para cirurgia da válvula cardíaca esquerda (Classe I).

Deve ser considerado em :

> Pacientes com IT secundária mínima a moderada com TA dilatada (40 mm ou > 21 mm/m^2) e propostos para cirurgia valvar esquerda (Classe IIb).

Doentes com IT funcional grave, com ou sem cirurgia prévia da válvula esquerda, sintomáticos ou com dilatação do VE, na ausência de disfunção ventricular direita ou esquerda grave ou HAP significativa (Classe IIb).

Os benefícios da cirurgia tricúspide isolada para IT secundária em comparação com o tratamento médico não estão bem estabelecidos, uma vez que o procedimento cirúrgico carrega um risco não negligenciável de morbidade peri-operatória e mortalidade no caso de tratamento tardio [25,26].

As actuais recomendações europeias sugerem o tratamento curativo do AIT através de cirurgia tricúspide isolada nos casos de AIT sintomático grave ou de compromisso da dimensão ou função do ventrículo direito, na ausência de disfunção grave do VE ou VD ou de HAP grave [2].

5 .PERFIL DA POPULAÇÃO :

5.1. Idade :

Em vários estudos, a idade não foi citada como fator associado à piora da ICC durante o seguimento de pacientes operados por doença valvar cardíaca esquerda [27,28].

No entanto, numa meta-análise que incluiu 11 estudos, Zhu et al. relataram que a idade avançada é um dos factores de risco pré-operatório associado ao agravamento do AIT após cirurgia isolada do coração esquerdo [29].

Matsuyama et al. também concluíram que os pacientes submetidos à cirurgia de troca valvar mitral e que pioraram o IT no pós-operatório pacientes mais velhos [30].

Em nosso estudo, a média de idade dos pacientes operados foi de 50,2 ± 13,9 anos, com extremos variando de 17 a 82 anos. Apesar das faixas etárias do nosso estudo serem próximas às relatadas na literatura, não encontramos uma associação significativa entre idade avançada e AIT (p = 0,271).

O quadro seguinte ilustra os intervalos de idade em diferentes séries da literatura.

Quadro XXXI: Idade média de acordo com as diferentes séries da literatura

Autores	Idade média em anos	Extremos (min-max)	Força de trabalho
Song & al [4]	52	19 - 67	638
Hyung-Kwan & al [31]	45.5	17 - 69	170
Kwak & al [5]	45.2	16 - 81	335
Wang & al [32]	45.7	12 - 73	248
A nossa série	50.2	17 - 82	57

5.2. Género :

Várias séries têm destacado a diferença entre os sexos na previsão do curso da ICC. O estudo de Porter et al, incluindo 65 pacientes, dos quais 39 (60%) eram mulheres, com doença valvar reumática, relatou uma incidência de fístula tricúspide pós-operatória tardia de 67% [33]. O estudo foi realizado em pacientes com ITT significativo após cirurgia de RMV e concluiu que o sexo feminino foi um fator independente na piora do ITT após cirurgia valvar do lado esquerdo (hazard ratio 2 e RR 1,8). Essa predominância feminina associada à piora da fístula tricúspide poderia ser explicada pela prevalência relativamente alta de doença reumática nas mulheres [34].

Um estudo tunisino de Bezdah et al, realizado no Hospital Charles Nicolle, verificou que a incidência de IT pós-operatória grave era mais significativa em doentes do sexo feminino (83% vs 48%; p = 0,03) [35].

Este resultado foi confirmado em estudo de Gursoy et al [27]. Dos 66 pacientes submetidos à cirurgia valvar mitral, dos quais 40 eram do sexo feminino (60,6%), 34 pacientes pioraram a fístula tricúspide no pós-operatório (51,5%) e 74,3% dos pacientes eram do sexo feminino. O estudo analítico concluiu que o sexo feminino foi um fator preditivo independente para a piora da IT (p = 0,02).

Na nossa série, houve um claro predomínio do sexo feminino, com uma relação M/F de 0,59, sem associação significativa com a progressão da IT no pós-operatório (p = 0,36).

5.3. Factores de risco cardiovascular :

A síndrome metabólica é caracterizada por uma série de disfunçõesincluindo resistência à insulina, hipertensão arterial, dislipidemia e obesidade. No seu estudo, Huang et al demonstraram que esta síndrome promove a esclerose valvular degenerativa, que afecta a válvula tricúspide [32]. Mathieu et al demonstraram que estes factores de risco cardiovascular, estando intimamente ligados à síndrome metabólica, estão implicados na progressão insidiosa da patologia valvular, incluindo a válvula tricúspide [33]. De facto, estes doentes apresentam uma progressão mais rápida da sua doença valvular devido aos efeitos pró-inflamatórios diretamente activados e mantidos por esta síndrome no interior da válvula [34].

Entretanto, outros estudos não confirmaram a relação entre diabetes e hipertensão arterial e a piora do IT após cirurgia valvar esquerda [28,35]. Estes resultados são consistentes com o nosso estudo. De facto, a presença de mais de dois factores de risco cardiovascular foi estatisticamente associada a um agravamento do AIT pós-operatório (p = 0,013; OR = 9,457).

5.4. Patologias associadas:

5.4.1. Insuficiência renal crónica (IRC) :

De acordo com as recomendações da Autoridade Nacional de Saúde francesa (HAS), a DRC é definida como uma depuração da creatinina inferior a 60 ml/min/1,73m [36].

Marwick et al demonstraram que a prevalência de doença valvular, particularmente a doença tricúspide, está aumentada em pacientes DRC em comparação com a população geral [37,38]. Garcia Fuster et al, num estudo sobre os factores de desenvolvimento de enfarte tardio após substituição da válvula mitral, verificaram que a DRC era um fator preditivo de mortalidade intra-hospitalar e de mortalidade tardia [40].

Apesar dos resultados acima mencionados, a DRC não tem sido demonstrada na literatura como um fator preditivo no desenvolvimento de AIT após cirurgia valvar mitral [26,40].

Na nossa série, apenas um paciente tinha DRC pré-operatória (2%), que não foi implicada na progressão da fístula tricúspide após a cirurgia da válvula esquerda.

5.4.2. Febre reumática (FR):

A doença reumática tem sido descrita a principal causa de doença valvular adquirida. Ela permanece freqüente nos países em desenvolvimento, apesar dos esforços de prevenção [41]. Um estudo de Buleu et al. demonstrou que a RAA é um fator de risco para o desenvolvimento de doença cardíaca valvular, exigindo uma monitorização rigorosa a longo prazo destes doentes [42].

Na nossa série, 39 doentes tinham uma história de RAA desde uma idade precoce.

5.5. Tratamento anticoagulante de longa duração :

Na nossa série, 34 doentes estavam em tratamento prolongado (60%), dos quais 28 em anticoagulação (49%) e seis em antiagregação plaquetária (10%).

O estudo analítico concluiu que este fator esteve associado a um agravamento do AIT no pós-operatório (p = 0,008). Este facto pode ser explicado pelo uso de anticoagulantes em doentes com FA, que por sua vez está associado a um agravamento do leakage tricúspide após cirurgia valvular esquerda.

5.6. Euroscore II :

A mortalidade peri-operatória, antes de qualquer cirurgia cardíaca aberta, é estimada pelo Euroscore II, baseado em parâmetros clínicos e ultra-sonográficos bem definidos do paciente [10]. Um escore mais alto prediz um maior risco de mortalidade.

De acordo com a literatura, o Euroscore II médio varia entre 0,8 e 15 para indivíduos propostos para substituição valvular.

Nos doentes propostos para cirurgia tricúspide, o Euroscore II médio foi de 6,4% [3,8 - 10,1%], de acordo com o estudo de Groger et al. que envolveu 180 doentes com IT grave.

Na nossa série, o Euroscore II médio foi de 2,46% [0,76% - 18,4%].

6 .ETIOLOGIAS DA VALVULOPATIA :

6.1. Reumática :

A RAA continua a ser um problema de saúde pública frequente nos países em desenvolvimento, em contraste com os países ocidentais, onde se tornou rara. Os doentes tendem a ser operados numa fase avançada, devido às dificuldades de acesso aos cuidados de saúde. Este facto sublinha a importância da prevenção para melhorar a gestão desta doença [41].

Segundo Song et al, num estudo com 638 pacientes em Seul, a origem reumática foi a principal causa de valvulopatia [4]. O mesmo estudo concluiu que a etiologia reumática foi um fator independente associado à piora do AIT após cirurgia cardíaca esquerda isolada. Da mesma forma, Wang et al, Gursoy et al e Essayagh et al confirmaram estes resultados [25,26,40].

Pensa-se que o mecanismo de agravamento da IT esteja relacionado com o aumento da sensibilidade do ventrículo esquerdo e da válvula tricúspide ao dano sub-clínico causado pelas lesões da válvula cardíaca esquerda [7]. Isto leva à disfunção progressiva do ventrículo direito.

Na nossa série, apesar de a causa reumática ter sido a etiologia predominante (75%), não se demonstrou ser um fator associado à progressão da IT pós-operatória.

6.2. Doenças degenerativas:

Atualmente a causa mais comum de doença valvular adquirida nos países ocidentais, a doença degenerativa é frequentemente observada nos idosos. Este facto deve-se à melhoria das condições de saúde e ao aumento da esperança de vida [39]. A lesão degenerativa das válvulas cardíacas esquerdas leva frequentemente a IT funcional devido à dilatação da AT e da VD, mas também devido à ancoragem dos folhetos tricúspides. Essa alteração estrutural é um fator na progressão da fístula tricúspide após cirurgia cardíaca esquerda [40,41].

Um estudo de Essayagh et al. demonstrou que a doença mitral degenerativa é a causa de AIT funcional grave após cirurgia valvar [42]. Este facto foi confirmado por Navia et al, num estudo que analisou o impacto da doença degenerativa da válvula cardíaca esquerda no desenvolvimento de ICC [43].

Na nossa série, a doença degenerativa foi a segunda etiologia valvular mais frequente, afectando 6 doentes (12%), dois dos quais desenvolveram IT moderada a grave durante o seguimento.

6.3. Outras patologias :

Etiologia infecciosa, bicuspidismo aórtico e doença de Barlow não foram relatados na literatura como fatores associados à piora da fístula tricúspide após cirurgia valvar do lado esquerdo [44].

7 .ESTUDO CLÍNICO :

7.1. Sinais funcionais :

7.1.1. Dispneia :

A dispneia é o principal sintoma dos doentes valvulares. A sua apresentação clínica é variável, dependendo da causa subjacente, podendo ir desde a dispneia progressivamente progressiva até à dispneia aguda [45].

Segundo Gabella et al. e Garcia Fuster et al., os estágios III e IV da NYHA foram predominantes e identificados como fator de mortalidade hospitalar após cirurgia mitral [46,47]. Isto se deve ao fato da cirurgia do coração esquerdo ter sido realizada num estágio de hiperpressão pulmonar grave. Devido a esta mortalidade peri-operatória, a prevalência de TI pós-operatória tem sido subestimada [29].

Os resultados da nossa série estão de acordo com os relatados na literatura. A dispneia foi o sinal funcional mais frequente no nosso estudo (95%). A maioria dos doentes foi consultada numa fase tardia, com 34 em estádio III (60%) e 12 em estádio IV (21%).

Foi observado IT moderado a grave em 15 dos pacientes dispneicos no pós-operatório, sem associação significativa (p = 0,554).

7.1.2. Outros sinais funcionais :

As palpitações ficaram atrás da dispneia em termos de frequência. Estavam presentes em 15 doentes (26%) e reflectiam arritmia cardíaca, doença valvular subjacente ou insuficiência cardíaca [48].

A síncope e a lipotímia, por outro lado, reflectem uma queda súbita do débito cerebral, frequentemente associada à estenose aórtica [49]. Na nossa série, 13 pacientes (23%) apresentaram lipotimia.

A presença desses sinais funcionais não foi identificada como um fator associado à piora da fístula tricúspide após a correção da valvopatia cardíaca esquerda.

7.2. Sinais físicos :

7.2.1. Anomalia na auscultação :

Pode ser descoberto incidentalmente durante um exame clínico ou durante o acompanhamento de um doente com RAA, e permite o diagnóstico precoce da doença valvular antes do aparecimento dos sintomas.

7.2.2. Sinais de insuficiência cardíaca :

O tratamento tardio da doença valvular cardíaca esquerda leva inevitavelmente à insuficiência cardíaca esquerda na fase inicial, seguida de estase do lado direito e conseqüente insuficiência cardíaca direita [50].

Os sinais de insuficiência cardíaca esquerda ou direita reflectem a gravidade da doença valvular mitral e/ou aórtica e o seu impacto no coração direito [51]. Na nossa série, 10% dos nossos doentes encontravam-se em insuficiência cardíaca esquerda, reflectindo o estádio avançado da sua doença valvular, dois dos quais desenvolveram IT moderada a grave após cirurgia valvular esquerda (p=0,606).

7.2.3. Acidentes embólicos :

As manifestações neurológicas podem ser a apresentação clínica da doença valvular. Elas ocorrem principalmente durante um evento embólico, como um acidente vascular cerebral (AVC) ou um ataque isquémico transitório (AIT). Estes eventos neurológicos têm usualmente observados em pacientes com estenose mitral [51].

Na nossa série, dois doentes apresentavam hemiplegia pré-operatória relacionada com AVC isquémico de origem embólica (4%).

7.3. Testes adicionais:

7.3.1. Radiografia do tórax :

Realizado de forma sistemática em todos os doentes propostos para cirurgia valvular, este exame pode revelar uma série de anomalias e levantar suspeitas de doença valvular em doentes sem doença valvular conhecida.

Pode ser normal ou apresentar :

- Sinais de insuficiência cardíaca, em particular sobrecarga hilar.
- Cardiomegalia devido à dilatação das câmaras cardíacas.
- Silhueta mitral associada a dilatação progressiva das OG, OD e artéria pulmonar.
- Dilatação da aorta ascendente.
- Protrusão do botão aórtico com calcificações.

Na nossa série, 40 pacientes apresentavam cardiomegalia (70%) e 10 apresentavam sobrecarga hilar (18%), enquanto a silhueta mitral estava presente em 28 pacientes (49%).

7.3.2. Eletrocardiograma :

É utilizado identificar as várias anomalias eléctricas, nomeadamente perturbações do ritmo, perturbações condutivas, sinais isquémicos e sinais hipertrofia ventricular e auricular. A FA pré-operatória é o fator preditivo mais estudado nos trabalhos publicados, dado o seu envolvimento significativo na progressão da IT após cirurgia valvular esquerda [4,27,30,52]. O mecanismo de agravamento da ICC pós-operatória em pacientes com FA é incerto. Tem sido relatado que a dilatação atrial leva início da FA [68,69], que por sua vez induz a remodelação mecânica e elétrica persistente de ambos os átrios, levando a uma nova dilatação atrial [53,54].

Vários estudos identificaram a FA pré-operatória como um determinante da progressão da ICC. Tem sido demonstrado que a ablação cirúrgica concomitante à cirurgia valvar esquerda, nos casos de FA recente, tem efeito benéfico na prevenção da ICC de início tardio [31,55].

Os resultados da nossa série estão de acordo com a literatura, que conclui que a FA é um fator associado à piora da fístula tricúspide após cirurgia valvar esquerda ($p = 0,001$).

7.3.3. Ecografia com Doppler :

7.3.3.1. Ecocardiografia trans-torácica (ETT) :

Em doentes com doença cardíaca valvular, o ETT é o padrão de ouro. É utilizado para estudar os vários parâmetros das câmaras cardíacas esquerda e direita, de modo a estabelecer o diagnóstico e avaliar a gravidade da doença valvular.

Na literatura, alguns elementos ecográficos foram identificados como factores associados à progressão do AIT após a correção da doença valvular do lado esquerdo. Por ordem decrescente de incriminação, estes factores foram :

Tamanho OG :

Várias publicações têm destacado o facto de um aumento da área de superfície do OG ter sido incriminado como um fator preditivo para o agravamento da fuga tricúspide após cirurgia da válvula esquerda.

Bouchahda et al. demonstraram, num estudo realizado na Tunísia em doentes com estenose mitral, que uma OG dilatada e com menor strain estava associada a sintomas mais graves e a estenose mais apertada [56].

Matsuyama et al relataram que um OG significativamente dilatado, após sobrecarga prolongada de volume ou pressão no VE, provavelmente associada à FA, pode contribuir para o desenvolvimento de IT [30].

Dados dos estudos populacionais Framingham e Strong Heart mostraram que um OG dilatado foi um preditor independente de FA, levando à progressão da fístula tricúspide após cirurgia valvar esquerda [57,58].

Nossos resultados são consistentes com os relatados na literatura. Todos os pacientes que pioraram o ITT no pós-operatório tinham o VE dilatado (>20 cm^2) (Figura 19). Em nossa casuística, o tamanho do OG > 33 cm2 foi identificado como um fator independente associado à piora da fístula tricúspide no pós-operatório (p = 0,049; OR = 3,744).

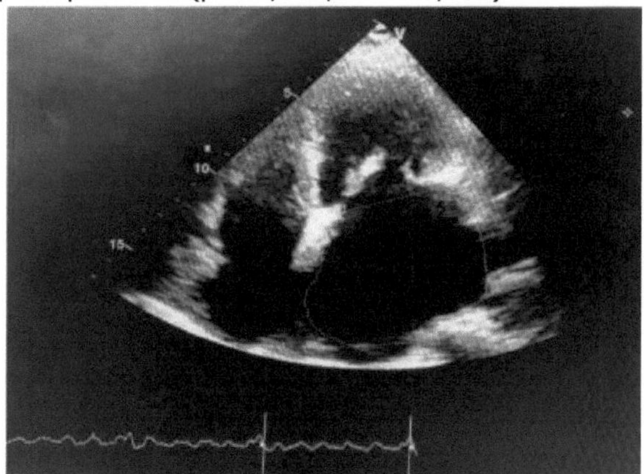

Figura 19: Imagem de ultrassom de um átrio esquerdo dilatado

Tamanho do diâmetro externo :

Wang et al. verificaram que uma DO dilatada pode piorar a fístula tricúspide após cirurgia valvar do lado esquerdo [32]. Isso foi confirmado pelo estudo de Vaturi et al., que deduziram que o aumento da área de superfície do DO foi responsável pela dilatação da AT e, conseqüentemente, pela progressão da IT ao longo do tempo [59].

Esta hipótese foi invalidada por uma meta-análise de Zhu et al, que propôs que o tamanho da DO deveria ser estudado por mais parâmetros e não o identificou como fator preditivo de agravamento do AIT [29].

Na nossa série, o tamanho da DO não foi identificado como um fator associado à progressão da IT no pós-operatório (p = 0,061).

IT pré-operatório moderado :

A reparação de um AIT significativo é a regra, mas a correção de um AIT mínimo a moderado continua a ser controversa.

Anteriormente, se a AT não fosse julgada dilatada durante a cirurgia, mesmo na presença de um AIT moderado, a cirurgia plástica não era indicada. Isso era justificado pela idéia de uma redução da sobrecarga de VD e, portanto, uma regressão espontânea do AIT após a cirurgia do coração esquerdo.

Estudos recentes têm descartado esta teoria. Matsuyama et al. mostraram que o IT moderado piorou em 37% dos pacientes após cirurgia valvar esquerda. Os autores deste estudo sugeriram que esta progressão estava associada à disfunção ventricular esquerda pré-operatória [30].

Navia et al. analisaram 1724 indivíduos operados por doença valvular degenerativa do lado esquerdo com AIT moderado, divididos em dois grupos com ou sem reparação do AIT. 15% dos doentes com doença valvular moderada não reparada desenvolveram doença valvular pós-operatória significativa no segundo grupo, comparativamente a 7% no primeiro grupo (p<0,0001), num período de seguimento de 3 anos [43].

Bezdah et al realizaram um estudo com 56 pacientes submetidos à cirurgia cardíaca esquerda com ou sem anuloplastia tricúspide. Este estudo constatou que 23% dos pacientes desenvolveram AIT significativo no pós-operatório. A presença de AIT mínima a moderada no pré-operatório foi um fator preditivo de piora da regurgitação tricúspide no pós-operatório (p = 0,04) [35].

Em sua meta-análise, Zhu et al. confirmaram o papel do IT moderado no desenvolvimento de fístula tricúspide pós-operatória, com OR quase duas vezes maior [29].

Os resultados da nossa série revelaram que a presença de IT mínima a moderada (Figura 20) no pré-operatório não foi significativamente associada à progressão da IT (p = 0,749).

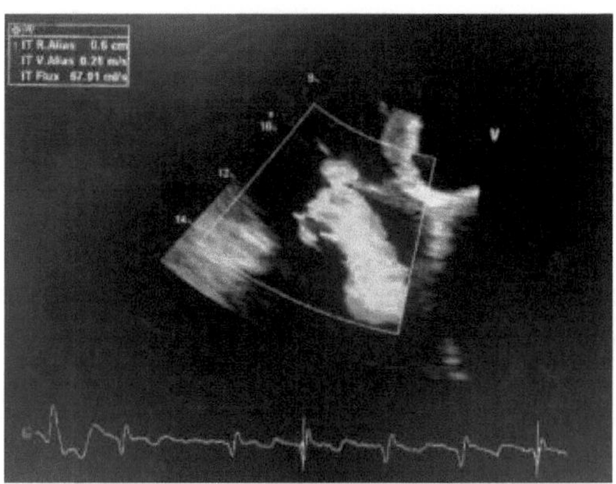

Figura 20: Imagem ultra-sonográfica de insuficiência tricúspide moderada

Anel tricúspide :

De acordo com a literatura, o diâmetro do anel associado ao desenvolvimento de uma IT tardia significativa. De facto, uma vez dilatado o AT, o seu tamanho continua a evoluir. Esta condição explica a tendência de agravamento do AIT em alguns pacientes após cirurgia cardíaca direita [20,60].

Porter et al demonstraram que a dilatação da AT era mais fiável que o grau de AIT quando se estudava a progressão do AIT funcional. Consideraram que o diâmetro da AT era importante na decisão de reparar AITs mínimos a moderados [33,60].

Song et al demonstraram que a AT aumentou significativamente de tamanho em pacientes que desenvolveram AIT significativo após cirurgia valvar do lado esquerdo [4]. Entretanto, este estudo não identificou o valor preditivo do tamanho da AT pré-operatória na progressão do AIT.

Outro estudo, realizado por Takano et al., estudando a incriminação da AT na indicação de plastia tricúspide durante a cirurgia valvar esquerda, concluiu que o tamanho do anel tricúspide no pré-operatório não era um parâmetro válido, como comumente se concordava [61].

Um relato recente de Colombo et al. indicou que a dilatação do AT com redução do tamanho do anel sistólico, refletindo disfunção do VE, está associada a um mau prognóstico [62].

O nosso estudo analítico não encontrou o tamanho do AT como um fator associado a este agravamento (p = 0,171).

Função VG :

A fração de ejeção pré-operatória não demonstrou ser um fator de agravamento de AIT significativo no pós-operatório. No entanto, a maioria destes estudos envolveu pacientes com fração de ejeção normal ou ligeiramente diminuída [5,32,34,63]. Portanto, são necessários mais estudos para avaliar pacientes com disfunção ventricular esquerda moderada ou grave [27].

Na nossa série, a função do VE estava comprometida em apenas nove pacientes (16%) e não foi significativamente associada ao desenvolvimento de fístula tricúspide (p = 0,692).

Superfície mitral :

Um estudo prospetivo tunisiano realizado no hospital militar por Taamallah et al. constatou que quanto mais apertada a superfície mitral, mais comprometida a função da VD (p < 0,05) [64].

Em nosso estudo, verificamos que a área de superfície mitral < $1cm^2$ foi estatisticamente associada à piora do IT pós-operatório com p = 0,032.

Função e dimensão da VD :

O tamanho e a função da VD estão intimamente ligados ao desenvolvimento de IT [65,66]. A questão foi se a disfunção ou dilatação pré-operatória do VE prediz o desenvolvimento de AIT tardio após cirurgia valvar do lado esquerdo. Zhu et al. levaram em consideração estes parâmetros, mas devido à escassez de estudos na literatura que incluíssem estes dados ultra-sonográficos, a dilatação e a disfunção ventricular direita pré-operatória não foram incluídas na piora da IT [29].

Além disso, os pacientes com AIT mínimo a moderado tinham tamanho e função do VE preservados no pré-operatório. Estes não foram considerados preditores significativos de AIT tardio [67].

Na nossa série, a função e o tamanho do VE não foram significativamente associados com a piora do IT no pós-operatório (p = 0,714; p = 0,298, respetivamente).

PAH :

Estudos de Matsuyama e Porter mostraram que, em alguns pacientes, a HAP pré-operatória por doença valvar mitral nem sempre tende a regredir após a cirurgia do coração esquerdo. A persistência da sobrecarga pulmonar pode levar à progressão da IT [30,33].

Wang et al. verificaram, em seu estudo com 248 pacientes, que 37,3% dos pacientes com HAP pré-operatória desenvolveram um IT significativo [32]. Este critério não foi associado à piora da fístula tricúspide.

O estudo de Song et al. confirma estes resultados [4].

Em nossa casuística, 51 pacientes apresentavam HAP pré-operatória, dos quais 10 apresentavam HAP importante (18%). Apenas um destes doentes desenvolveu IT significativa após a cirurgia de reparação da válvula esquerda. A análise estatística não revelou que a HAP fosse um fator associado ao agravamento do AIT (p=1).

7.3.3.2. Ecocardiografia trans-esofágica (ETE:

O ETE é um complemento essencial do ETT em muitas situações que envolvem patologia valvular que é pouco explorada pelo ETT. As principais indicações incluem a endocardite, a deteção de trombos intra-atriais, considerações intra-operatórias e avaliação da gravidade da lesão valvular, em particular o mecanismo de insuficiência mitral, ou protésica, em particular a exploração de estenose ou trombose ou uma fuga paraprotésica [68].

8 .TRATAMENTO CIRÚRGICO :

8.1. Circulação extracorporal :

Um estudo realizado por Denault et al. demonstrou que uma maior duração da CEC em substituições valvares poderia levar à disfunção e dilatação da VD e, subsequentemente, à dilatação do anel tricúspide [69].

Por outro lado, Song et al. não encontraram a duração da cirurgia de bypass ou clampagem aórtica como factores preditivos para o agravamento do AIT após cirurgia valvular esquerda [4].

Em nossa casuística, a duração média da CEC e o pinçamento aórtico não se significativamente com a piora da IT no pós-operatório.

8.2. Gesto valvular :

8.2.1. Válvula mitral :

Diversos estudos constataram que a substituição isolada da valva mitral em pacientes ICC mínima a moderada é preditiva de piora da ICC no pós-operatório e pode até levar à repetição da cirurgia [33,52,61].

Plastia mitral :

Embora as técnicas conservadoras tenham , a plastia mitral nem sempre era exequível [70], devido à remodelação e calcificação dos folhetos e cordas ou na presença de lesões extensas de endocardite infecciosa [17].

Um estudo de Matsunga et al, envolvendo 70 doentes com insuficiência mitral isquémica associada a IT mínima a moderada, encontrou agravamento da IT em mais de metade após cirurgia mitral conservadora [52].

No nosso estudo, apenas um dos três doentes submetidos a plastia mitral necessitou de ser operado de novo porque a plastia se tinha tornado estenótica e a fístula tricúspide tinha piorado ($p = 1$).

Substituição da válvula mitral :

Nos casos de doença reumática com alterações valvulares e subvalvulares importantes, a cirurgia conservadora não é possível. A substituição da válvula mitral é efectuada com o objetivo de preservar o aparelho subvalvular, dado o seu valor na preservação da função ventricular esquerda [71].

Em nossa casuística, 13 pacientes submetidos à troca valvar mitral apresentaram piora da IT no pós-operatório. Este último não se significativamente com esta piora ($p = 0,304$).

8.2.2. Válvula aórtica :

A substituição da válvula aórtica é o tratamento de referência para os doentes com doença aórtica sintomática. Trata-se de um procedimento simples, muitas vezes sem complicações. No entanto, o manuseamento intra-operatório cuidadoso das calcificações é essencial evitar quaisquer incidentes.

Wang et al. demonstraram, no seu estudo de análise dos factores preditivos de IT secundária a cirurgia valvular esquerda, que a substituição valvular aórtica estava associada a um agravamento significativo da fuga tricúspide no pós-operatório (p = 0,001). Isto foi observado em quatro de 41 pacientes [32].

Em nosso estudo, seis dos 25 pacientes submetidos à troca valvar aórtica pioraram o IT no pós-operatório, sem que houvesse associação significativa com essa progressão (p = 0,739).

8.2.3. Procedimentos de válvulas múltiplas :

A polivalvulopatia pode ocorrer em várias patologias, nomeadamente em doenças reumáticas, mas também em doenças degenerativas.

Na literatura, não existe um consenso claro sobre o manejo cirúrgico das lesões valvares múltiplas [72,73]. De facto, a decisão cirúrgica pode ser difícil quando se está perante uma dupla valvulopatia mitro-aórtica, uma delas inicialmente avaliada como moderada a moderada e que pode, posteriormente, ter impacto no coração direito se não for reparada [2].

Um estudo realizado por Wang et al. constatou que a incidência de AIT secundário após cirurgia valvar do lado esquerdo foi maior com procedimentos valvares múltiplos do que isolados [32].

Em nossa série, dos 13 pacientes submetidos à dupla troca mitro-aórtica, oito desenvolveram IT moderada a grave no pós-operatório, sem associação significativa com a piora da fístula tricúspide (p = 0,31).

9 .CUIDADOS EM UNIDADES DE CUIDADOS INTENSIVOS :

9.1. Morbidade pós-operatória :

9.1.1. Perturbações do ritmo :

Kalra et al encontraram uma incidência de 50% de FA de início pós-operatório após cirurgia valvar aórtica ou mitral, com mortalidade intra-hospitalar significativamente maior nesses pacientes [74].

Kim et al estudaram a importância da ablação cirúrgica da FA, associada à cirurgia valvular esquerda, na prevenção das complicações das arritmias, nomeadamente insuficiência cardíaca, acidentes embólicos [75], na manutenção do ritmo sinusal, mas também na progressão da TI no pós-operatório [55].

Em nossa série, a fibrilação atrial foi a complicação pós-operatória mais frequente, observada em 31 pacientes (54%). Na análise univariada, a FA pós-operatória foi um fator significativamente associado à piora da fístula tricúspide após cirurgia valvar esquerda (p = 0,002).

9.1.2. Pneumonite infecciosa pós-operatória :

Na literatura, a pneumonite infecciosa tem sido descrita como uma complicação freqüente após cirurgia valvar, com incidência variando entre 2,8 e 23% [76,77].

Essa condição foi considerada fortemente associada à alta mortalidade pós-operatória. Os vários factores preditivos de pneumonite pós-operatória citados em vários estudos foram a presença de síndrome metabólica, fração de ejeção do VE diminuída, insuficiência renal crónica e cirurgia em contexto de urgência [78,79].

Na nossa série, mais de metade dos doentes (51%) desenvolveu pneumonite pós-operatória, uma incidência relativamente elevada quando comparada com a descrita na literatura, embora não tenha sido associada à progressão da IT no pós-operatório (p = 0,956).

9.1.3. Complicações hemorrágicas :

O sangramento pós-operatório é uma preocupação para todos os pacientes submetidos à circulação extracorpórea, com uma incidência de até 12% [80].

A hemorragia pós-operatória pode ser devida a causas cirúrgicas ou a um desequilíbrio biológico após a cirurgia de bypass, com consumo de factores de coagulação, alteração da função plaquetária e ativação da fibrinólise [81].

Hemorragia biológica :

Hall et al verificaram que a coagulopatia pós-operatória complicada por hemorragia foi mais frequente nos doentes tratados pré-operatoriamente com heparina (37%; p = 0,052). Eles também mostraram que tempos prolongados de pinçamento e bypass e cirurgia de redução foram fatores preditivos de sangramento biológico pós-operatório (p = 0,001) [80].

Neste contexto, a hemorragia é frequentemente controlada pela administração de produtos sanguíneos e derivados.

Na nossa população, a hemorragia relacionada com distúrbios da hemostase não foi incriminada na progressão da IT pós-operatória (p=1).

Hemorragia cirúrgica :

O tamponamento é uma complicação associada ao aumento da morbidade e mortalidade perioperatória [82,83].

Em caso de hemorragia cirúrgica, é importante determinar a indicação e o prazo para o reinício. Kirklin e Barrat-Boyes propuseram protocolos a serem seguidos para decidir se a cirurgia deve ser repetida, com base na quantidade de sangue drenado e na cinética do sangramento [81,82].

Na nossa série, três doentes (5%) foram reoperados por hemorragia pós-operatória. Este facto não esteve associado à ocorrência de IT tardia (p=1).

9.1.4. Perturbações de condução :

Os distúrbios de condução são uma das complicações mais graves após a cirurgia valvar, causados por lesões nas vias de condução. Dependendo do estudo, esse risco varia de 7 a 15% [86].

Vários estudos identificaram idade, FA, tamanho da prótese e cirurgia valvar mitral como fatores de risco na ocorrência de BAV pós-operatório [87,88].

Esta última pode ser transitória ou permanente. Não existem critérios para prever a reversibilidade [89].

Em nossa casuística, a ocorrência de distúrbios de condução no pós-operatório não foi associada à piora da IT no pós-operatório (p=0,071).

9.1.5. Infecções parietais :

A mediastinite é uma complicação potencialmente fatal após esternotomia mediana, com uma incidência de 1 a 5% [90]. Pacientes com infeção parietal profunda tiveram o dobro taxa de mortalidade dos pacientes sem mediastinite, com mortalidade hospitalar variando de 10 a 47% [91].

As infecções parietais, conhecidas como infecções superficiais, requerem cuidados locais regulares com ou sem antibioticoterapia, dependendo da gravidade da infeção. Entretanto, devem ser diagnosticadas e tratadas em tempo hábil para evitar a evolução para mediastinite [90,92].

Na nossa série, dos três pacientes que desenvolveram infeção parietal, apenas um paciente apresentou piora da IT pós-operatória, sem associação estatisticamente significativa (2%; p = 1).

9.2. Mortalidade pós-operatória :

Garcia Fuster et al. encontraram em seu estudo uma taxa de mortalidade peri-operatória para cirurgia cardíaca esquerda de 5,5%. As principais causas de morte pós-operatória foram o choque cardiogénico, a pneumonite infecciosa, a falência multivisceral e a endocardite infecciosa [47].

Não foram registados casos de morte hospitalar no pós-operatório imediato no nosso estudo.

10 . ACOMPANHAMENTO PÓS-OPERATÓRIO :

10.1. Inverter :

No nosso estudo, o tempo médio de seguimento entre a cirurgia e a última consulta foi de 42,1 meses, com extremos que variaram de 12 a 67 meses.

O tempo de seguimento foi menor do que na literatura, dado o atraso no surgimento da cirurgia cardíaca em nosso país e o menor número de pacientes.

A tabela abaixo compara o seguimento pós-operatório com o relatado na literatura.

Quadro XXXII: Comprimento do recuo em comparação com a do literário

Estudo	País	n	Tempo de recuo (meses)
Garcia Fuster **[47]**	Espanha	801	85.2 [16 - 192]
Di Mauro **[93]**	Itália	165	28 [11 - 60]
Chan **[94]**	Canadá	450	81.6 ± 57.6
Ariyochi **[28]**	Japão	52	55.2 ± 32.4
A nossa série	Tunísia	57	42.1 [12 - 72]

10.2. Mortalidade à distância :

Um estudo de Takano et al. sobre a ocorrência de IT tardio após cirurgia mitral encontrou uma taxa de mortalidade de 16,03% após sepse, insuficiência cardíaca, pneumonia ou hemorragia cerebral [61].

Outro estudo, realizado por Kwak et al., que analisou o desenvolvimento de fístula tricúspide significativa após cirurgia valvar esquerda, encontrou 62 mortes pós-operatórias tardias entre 335 pacientes, resultando em uma taxa de mortalidade de 18,5%. As principais causas de mortalidade à distância foram insuficiência cardíaca, acidente vascular cerebral, infarto do miocárdio e endocardite [5].

Durante o nosso acompanhamento pós-operatório, foram registados dois casos de morte tardia (4%). Registámos uma taxa de mortalidade inferior à da literatura.

10.3. Curso clínico :

10.3.1. Dispneia :

A dispneia tem sido relatada como o principal sintoma em pacientes submetidos à troca valvar mitral que desenvolvem IT significativa no pós-operatório. Estes resultados foram confirmados por Li et al, com 26 pacientes (57,8%) em estágio III da NYHA e outros 19 em estágio IV (42,9%) [95].

Na nossa série, o seguimento pós-operatório mostrou uma regressão total estatisticamente significativa da dispneia no pós-operatório (p=0,013). Dos doentes que continuaram a sofrer de dispneia (73%), verificámos uma melhoria em 10 doentes (18%) do estádio III do NHYA para o estádio II.

10.3.2. Outros sintomas :

Para além da dispneia, não foram relatados outros sintomas na literatura.

No nosso estudo, os sintomas tardios, para além da dispneia, estiveram relacionados com complicações relacionadas com a prótese. Três pacientes apresentaram lipotimia tardia relacionada à estenose aórtica. Registámos ainda um episódio sincopal pós-operatório relacionado com trombose de uma prótese aórtica.

10.4. Evolução dos ultra-sons :

10.4.1. Avaliação da insuficiência tricúspide no pós-operatório:

Estudo da fuga tricúspide :

A evolução de uma IT tardia resultou em significativa morbidade e mortalidade pós-operatória, apesar da correção da doença valvar cardíaca esquerda subjacente [96].

A tabela abaixo compara a evolução da fístula tricúspide no pós-operatório em diversos estudos.

Tabela XXXIII: Comparação da evolução da fístula tricúspide pós-operatória com a da literatura

Estudo	País	n	Agravamento das TI	TI grave
Izumi et al [96]	**Japão**	**208**	14%	3.7%
Kwak et al [5]	**Coreia do Sul**	**335**	26.9%	7.5%
Song et al [4]	**Coreia do Sul**	**584**	6.26%	1.41%
Bezdah et al [35]	**Tunísia**	**56**	23%	-
A nossa série	**Tunísia**	**57**	27%	9%

Nossos resultados são semelhantes aos relatados na literatura. O estudo da válvula tricúspide após cirurgia valvular esquerda mostrou que 15 doentes agravaram a sua IT inicialmente mínima a moderada após cirurgia valvular esquerda (27%). Destes pacientes, dez tornaram-se moderados a graves (18%), e outros cinco apresentaram AIT grave (9%).

Estudo do anel tricúspide :

Takano et al. compararam o tamanho da AT antes e depois da cirurgia valvar esquerda em dois grupos de pacientes com IT mínima a moderada que não foram operados pelo mesmo cirurgião. O primeiro grupo foi submetido à tricuspidoplastia, enquanto o segundo não [61]. Este estudo verificou que os pacientes que não foram submetidos à tricúspide aumentaram o tamanho do AT indexado durante o período de seguimento, enquanto que nos demais, o tamanho do AT diminuiu.

> Em nossa casuística, observamos uma piora significativa do diâmetro do anel tricuspídeo no pós-operatório, ou seja, $p < 0,001$, sendo que 35 pacientes apresentavam um AT de 35 mm (64%) em relação a oito no pré-operatório.

> Nenhum dos doentes com TA de 35 mm e < 40 mm no pré-operatório agravou o AIT no pós-operatório, enquanto 15 dos doentes com TA < 35 mm no pré-operatório agravaram o AIT (Figura 21).

< Todos os doentes no pré-operatório tinham uma TA indexada de 21 mm/m^2. No pós-operatório, 15 doentes apresentavam uma TA indexada > 21 mm/m^2 (27%).

O tamanho da banda não foi um fator significativamente associado ao agravamento da IT pós-operatória ($p = 0,171$).

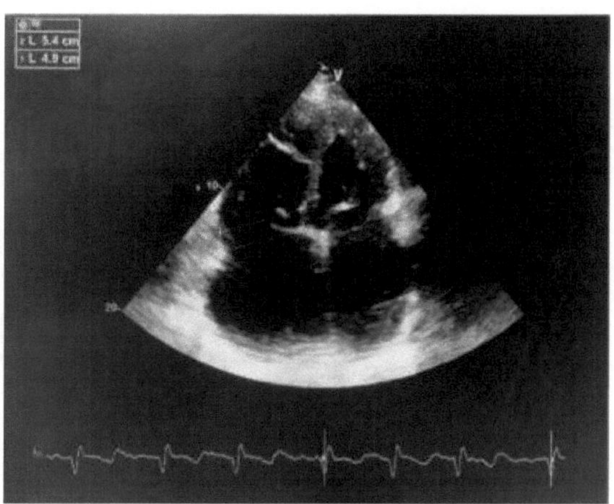

Figura 21: Imagem de ultrassom de um anel tricúspide dilatado

10.4.2. Estudo do perfil hemodinâmico das próteses :

Fugas paraprotéticas podem ocorrer antes da completa cicatrização do anel. No entanto, a desinserção da prótese pode complicar a cirurgia, após endocardite ou sutura em tecido frágil [97,98].

O maior risco da implantação de próteses mecânicas é a trombose. Esta ocorre principalmente como resultado de doses não ajustadas de AVK ou da má adesão do doente ao tratamento anticoagulante [99].

O estudo do perfil hemodinâmico das próteses da nossa série revelou que o número de próteses estenosantes na posição mitral foi de cinco (9%) (Figura 22) e duas na posição aórtica (4%). Em contrapartida, foram observados vazamentos paraprotéticos mitrais e aórticos em três pacientes (5%) e quatro (7%), respetivamente. Apenas um caso de trombose das próteses mecânicas mitral e aórtica foi descrito como resultado da má adesão ao AVK.

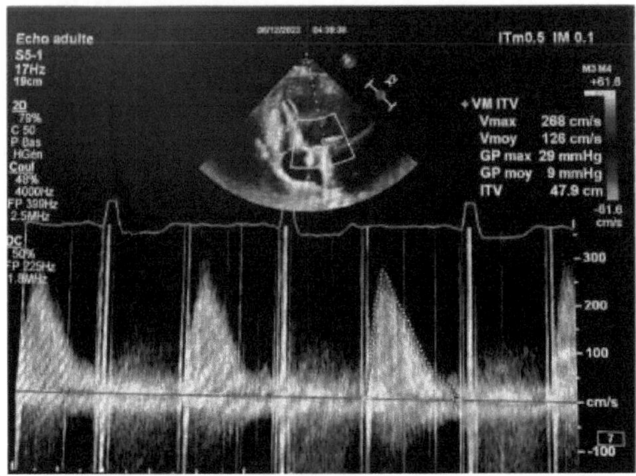

Figura 22: Imagem de ultrassom de uma prótese mitral mecânica estenótica

10.5. Gestão de doentes que desenvolvem IT moderada a grave com elevado risco de procedimento:

A escolha do tratamento de uma ITT depende da sua etiologia e gravidade. O tratamento médico tem sido iniciado para as fugas tricúspides secundárias a doença valvular do lado esquerdo. Baseia-se no controlo adequado da sobrecarga de fluidos e dos sintomas de insuficiência cardíaca. Também é importante educar os pacientes para reduzir a ingestão de sal.

Digitálicos, diuréticos, inibidores da enzima de conversão e anticoagulantes são o tratamento usual prescrito para esses pacientes. Os antiarrítmicos são adicionados conforme necessário para controlar a FA [100].

Na nossa série, 10 dos 15 doentes com insuficiência tricúspide moderada a grave foram colocados em tratamento médico devido à presença de insuficiência cardíaca congestiva ou HAP significativa.

10.6. Gestão de doentes que desenvolvem IT grave com baixo risco de procedimento:

A reoperação pode ser necessária em doentes que tenham sido submetidos a uma cirurgia inicial ao coração esquerdo complicada por IT grave, com um baixo risco de procedimento.

Um estudo de Zairi et al. foi realizado no Hospital Habib Thameur, na Tunísia, e envolveu pacientes inicialmente submetidos à cirurgia da valva mitral e/ou aórtica com ICC mínima não-cirúrgica. Destes pacientes, 32 pioraram a IT num período de seguimento de 23 anos e necessitaram de reoperação para correção do defeito tricúspide [101]. A análise dos resultados demonstrou que 68,75% dos pacientes apresentavam fístula moderada a grave e 31,25%, fístula grave. Este estudo identificou o sexo feminino, as OG dilatadas e a presença de FA como factores preditivos independentes para a progressão da IT após cirurgia valvular esquerda.

Outro estudo realizado na China, entre 1996 e 2008, incluiu 45 pacientes operados para troca valvar mitral que necessitaram repetir a cirurgia por IT grave durante o seguimento [95]. Onze pacientes foram submetidos à anuloplastia tricúspide (24,4%) e outros 34 à troca valvar tricúspide (75,5%).

Num estudo realizado no Hospital Hedi Chaker, em Sfax, Charfeddine et al. compararam os resultados de duas técnicas de plastia tricúspide. Este estudo constatou que a plastia de DeVega era um preditor de AIT recorrente após cirurgia de reparação tricúspide (OR = 3,26). A anuloplastia de Carpentier, por outro lado, parece garantir melhores resultados pós-operatórios [102].

Embora o risco do procedimento tenha sido baixo, a mortalidade perioperatória permanece alta após a cirurgia de redução. Jeganathan et al. descobriram que a reoperação tardia para IT grave em pacientes com insuficiência cardíaca direita foi associada com significativa mortalidade perioperatória [103,104].

Na nossa série, cinco doentes necessitaram de repetir cirurgia para reparação de lesão tricúspide (9%), com ou sem procedimento no coração esquerdo. Estes doentes apresentavam IT grave não associada a disfunção grave do VD ou HAP significativa.

Destes cinco doentes, quatro foram submetidos a anuloplastia tricúspide associada a um procedimento valvular do lado esquerdo, quer por disfunção das próteses mitro-aórticas num doente, quer por plastia mitral que se tornou estenótica num segundo, quer pelo aparecimento de nova doença valvular do lado esquerdo nos outros dois.

Apenas um doente foi submetido a um procedimento isolado na válvula tricúspide, sob a forma de substituição valvular tricúspide por bioprótese, resultando num estreitamento tricúspide associado à insuficiência inicial, que se pensa ser de origem reumática.

Todos estes doentes submetidos a reoperação apresentavam FA pré-operatória em tratamento prolongado, doença valvular reumática e OG > 33 cm^2 no ETT.

Os seguintes factores estiveram associados ao agravamento do AIT no pós-operatório: terapêutica anticoagulante de longa duração ($p = 0{,}008$ e OR = 18,986), presença de mais de dois factores de risco ($p = 0{,}013$ e OR = 9,457), FA pré-operatória ($p = 0{,}004$ e OR = 11,496) e tamanho do VE pré-operatório > 33 cm^2 ($p = 0{,}049$ e OR = 3,744).

Com base nos dados da literatura e nos resultados do nosso estudo, a IT funcional mínima a moderada associada à valvopatia cardíaca esquerda não reparada pode se agravar e se apresentar tardiamente, dificultando uma nova cirurgia.

> As recomendações da ESC para a TR funcional mínima a moderada limitam-se à dilatação da TA 40mm ou > 21 mm/m2 associada a doença valvular cardíaca esquerda. No entanto, esta fístula tricúspide não reparada pode evoluir por si só após a cirurgia valvular do lado esquerdo e requerer reintervenção, cuja morbi-mortalidade não é negligenciável.

Estes resultados têm sido confirmados na literatura, através do estudo dos factores associados a este agravamento, que incluem essencialmente o sexo feminino, a etiologia reumática, a fibrilhação auricular pré-operatória e o OG dilatado pré-operatório.

No nosso país, a doença reumática é ainda endémica, apesar dos modestos esforços preventivos. Apesar de, na nossa série, a etiologia reumática não ter sido um fator associado ao agravamento pós-operatório da IT, deve ser tida em consideração no tratamento das fístulas tricúspides mínimas a moderadas.

Esta patologia, que constitui uma importante causa de morbilidade e mortalidade, conduz à disfunção ventricular direita, a que se junta a elevada frequência de pneumopatia pós-operatória e os custos significativos que acarreta. Assim, na presença destes factores preditivos, é conveniente adotar uma abordagem bastante agressiva, actuando sobre a IT funcional mínima a moderada no momento da cirurgia cardíaca esquerda.

5 CONCLUSÕES

Durante muito tempo, a fístula tricúspide funcional concomitante à valvopatia do coração esquerdo não foi reparada, devido à teoria predominante de que ela melhorava após a cirurgia do coração esquerdo. Esta hipótese tem sido questionada, devido à evolução imprevisível da fístula tricúspide mínima a moderada não considerada cirúrgica durante a correção da valvopatia cardíaca esquerda.

Os objectivos do nosso trabalho foram estudar a evolução da insuficiência tricúspide mínima a moderada não reparada após cirurgia cardíaca esquerda e identificar os factores associados ao agravamento da fístula tricúspide após cirurgia valvular esquerda.

Realizámos um estudo retrospetivo, descritivo, monocêntrico e longitudinal de janeiro de 2018 a dezembro de 2022 no departamento de cirurgia cardiovascular do Hospital Universitário Abderrahmen Mami em Ariana.

Foram incluídos 57 pacientes operados por doença valvar cardíaca esquerda associada a fístula tricúspide mínima a moderada, não considerada cirúrgica no pré e pós-operatório. Não foram incluídos pacientes submetidos a procedimento na valva tricúspide, cirurgia na aorta ascendente ou cirurgia coronariana associada. Considerámos como endpoint primário a evolução clínica e ecográfica dos doentes após a reparação da lesão valvular do lado esquerdo.

Na nossa série, a idade média dos doentes foi de 50,2 ± 13,9 anos, com um claro predomínio do sexo feminino (63%).

Os principais factores de risco cardiovascular estudados na nossa série foram a hipertensão arterial (17%), o tabagismo (25%), a dislipidemia (14%) e a diabetes (12%). A maioria dos doentes apresentava pelo menos dois factores de risco cardiovascular (37%).

No total, 34 doentes estavam em tratamento prolongado (60%), dos quais 28 em anticoagulação (49%) e seis em antiagregação plaquetária (11%).

A doença valvular reumática a etiologia mais frequente. Esta esteve presente em 43 doentes (75%), seguida da patologia degenerativa em 7 doentes (12%) e da endocardite infecciosa em 5 doentes (9%).

O principal sinal funcional foi a dispneia, presente em 54 dos doentes da nossa série (95%). O estádio III da classificação da NYHA foi predominante em 34 doentes (60%), seguido do estádio IV em 21%.

As perturbações do ritmo foram os sinais eléctricos mais frequentes, incluindo 29 doentes com fibrilhação auricular completa (51%).

Um estudo dos parâmetros ultra-sonográficos revelou que 51 pacientes apresentavam dilatação dos OG (89%) com tamanho médio de 33,1 cm^2 [17 - 52]. Dilatação do ventrículo direito foi observada em cinco pacientes (9%) e disfunção do VE em outros três (5%). Além disso, a dilatação do OD foi observada em 30 pacientes (53%) com tamanho médio de 14,8 cm2 [10 - 29]. HAP grave foi observada em 12 pacientes (21%) com média de 50,4 mmHg [23-80].

O estudo valvular mostrou que o acometimento da valva mitral foi predominante, presente em 49 pacientes (86%). O acometimento aórtico foi observado em 25 casos (44%).

> Todos os pacientes apresentavam insuficiência tricúspide mínima a moderada no pré-operatório, sendo 49 com AT < 35 mm (86%) e 8 com AT 35 mm e < 40 mm (14%).

Todos os pacientes foram operados sob CEC com pinçamento aórtico. A substituição da valva mitral foi realizada em 42 pacientes (74%), enquanto a substituição da valva aórtica foi realizada em 25 pacientes (44%).

Foram observadas complicações pós-operatórias precoces em 48 doentes, o que representa uma morbilidade global de 84%.

Dos 57 pacientes operados, sete tiveram hemorragia pós-operatória (12%), três dos quais necessitaram de repetir a cirurgia para verificar a hemostase (5%).

Dois doentes, que se encontravam em ritmo sinusal antes da operação, entraram em FA no pós-operatório, e outros dois apresentaram um distúrbio de condução do tipo AVB transitório de 3° grau (3%). A pneumonite infecciosa pós-operatória foi observada em 51% dos pacientes.

O tempo médio de permanência nos cuidados intensivos foi de 3 dias [2-9]. A duração total do internamento hospitalar foi de 11 dias [6-26].

Não foram registados casos de mortalidade peri-operatória no nosso estudo.

Todos os doentes contactados para acompanhamento pós-operatório. O tempo médio de seguimento entre a cirurgia e a última consulta foi de 42,1 meses.

Foram registados dois casos de morte tardia durante o seguimento pós-operatório (3%) após insuficiência cardíaca aos 12 meses, no primeiro caso, e aos 14 meses, no segundo caso, de causa indeterminada no domicílio.

O ecocardiograma pós-operatório mostrou uma diminuição do tamanho médio do OG em relação ao pré-operatório, para 31,1 cm^2 [15 - 56]. Verificamos que 14 pacientes (25%) apresentavam dilatação do VE, sendo oito disfuncionais (14%). O estudo do DO evidenciou dilatação em 41 pacientes (74%), com aumento significativo do tamanho em relação ao pré-operatório, com 18,4 cm2 ± [9 - 41] ($p < 0,001$).

Além disso, observamos uma melhora significativa nas pressões médias da artéria pulmonar no pós-operatório em relação ao pré-operatório com $p<0,001$, embora oito pacientes tenham apresentado HAP grave no pós-operatório (14%).

O estudo da evolução do AIT no pós-operatório mostrou que 15 doentes tinham agravado o seu AIT (27%). Destes, 10 apresentavam IT moderada a grave (18%), enquanto outros cinco apresentavam IT grave (9%).

> Observamos também uma piora significativa do diâmetro do anel tricuspídeo no pós-operatório ($p<0{,}001$), com 35 pacientes apresentando um AT de 35 mm (64%). Apenas um paciente evoluiu com estreitamento tricúspide, com IT moderado e anel dilatado.

Dos doentes que agravaram o IT após a cirurgia à válvula esquerda, cinco necessitaram de repetir tardiamente a cirurgia para reparação da lesão tricúspide (9%), associada ou não a um procedimento no ventrículo esquerdo. Os restantes 10 doentes com insuficiência tricúspide moderada a grave após cirurgia valvular esquerda (18%), nos quais a cirurgia tricúspide isolada não estava indicada devido à presença de HAP major e/ou falência do VE, foram submetidos a tratamento médico optimizado.

Os seguintes factores estiveram associados ao agravamento do AIT no pós-operatório: terapêutica anticoagulante de longa duração ($p = 0{,}008$ e $OR = 18{,}986$), presença de mais de dois factores de risco ($p = 0{,}013$ e $OR = 9{,}457$), FA pré-operatória ($p = 0{,}004$ e $OR = 11{,}496$) e tamanho do VE pré-operatório > 33 cm^2 ($p = 0{,}049$ e $OR = 3{,}744$).

Com base no nosso estudo e nas várias séries analisadas, a evolução da insuficiência tricúspide funcional não reparada após cirurgia valvular esquerda está associada a elevada morbilidade e mortalidade a curto e longo prazo. Este facto deve-se à necessidade de reintervenção por leakage tricúspide grave, em vários casos relatados na literatura. Coortes recentes têm estudado os factores associados ao agravamento desta IT, inicialmente de grau mínimo a moderado, e têm encontrado como factores preditivos desta evolução desfavorável essencialmente o sexo feminino, a etiologia reumática, a fibrilhação auricular pré-operatória e a OG dilatada pré-operatória.

A principal limitação do nosso estudo foi o facto de ser retrospetivo e monocêntrico. Para além disso, a amostra de doentes foi relativamente pequena em comparação com séries mundiais, o que é uma das limitações que conduz inevitavelmente a uma falta de poder.

As recomendações europeias têm-se centrado principalmente nas indicações para a insuficiência tricúspide funcional grave associada à cirurgia da válvula esquerda. No entanto, na presença de ICC mínima a moderada, as indicações para a cirurgia de reparação tricúspide permanecem controversas. Daí a necessidade de um consenso claro, de modo evitar complicações associadas ao agravamento.

REFERÊNCIAS

1. Topilsky Y, Maltais S, Medina Inojosa J, Oguz D, Michelena H, Maalouf J, et al. Carga de regurgitação tricúspide em pacientes diagnosticados no ambiente comunitário. JACC Cardiovasc Imaging. 2019 Mar;12(3):433-42.
2. Vahanian A, Beyersdorf F, Praz F, Milojevic M, Baldus S, Bauersachs J, et al. 2021 (ESC/EACTS) diretrizes para a gestão da doença cardíaca valvular. Eur Heart J. 2022 Feb;43(7):561-632.
3. Dreyfus J, Messika Zeitoun D. Insuficiência tricúspide e valvulopatia esquerda [Online]. Cardiologie Pratique [citado 05/12/2023]; Disponível em: https://www.cardiologie- pratique.com/journal/article/0031821-insuffisance-tricuspide- valvulopathie-gauche
4. Song H, Kim MJ, Chung CH, Choo SJ, Song MG, Song JM, et al. Factores associados ao desenvolvimento de regurgitação tricúspide significativa tardia após cirurgia valvular esquerda bem sucedida. Heart. 2009 Jun;95(11):931-6.
5. Kwak JJ, Kim YJ, Kim MK, Kim HK, Park JS, Kim KH, et al. Desenvolvimento de regurgitação tricúspide tardia após cirurgia valvular do lado esquerdo: uma experiência de um único centro com exames ecocardiográficos de longo prazo. Am Heart J. 2008 Apr;155(4):732-7.
6. Braunwald NS, Ross J, Morrow AG. O que é o tratamento conservador da regurgitação tricúspide em pacientes submetidos à substituição da válvula mitral. Circulation. 1967 Abr;35 Suppl4:S63-9.
7. Asano K, Washio M, Eguchi S. Results of mitral valve replacement, with special reference to the functional tricuspid insufficiency. Jpn Heart J. 1971 Nov;12(6):507-16.
8. Calafiore AM, Gallina S, Iacò AL, Contini M, Bivona A, Gagliardi M, et al. Cirurgia da válvula mitral para regurgitação mitral funcional: deve ser tratada a regurgitação tricúspide moderada ou mais? uma análise de propensão. Ann Thorac Surg. 2009 Mar;87(3):698-703.
9. Iung B, Delgado V, Rosenhek R, Price S, Prendergast B, Wendler O, et al. Contemporary presentation and management of valvular heart disease the (EURObservational) research programme valvular heart disease II survey. Circulation. 2019 Oct;140(14):1156-69.
10. Nashef SAM, Roques F, Sharples LD, Nilsson J, Smith C, Goldstone AR, et al (EuroSCORE II). Eur J Cardiothorac Surg. 2012 Apr;41(4):734-45.
11. Lang RM, Badano LP, Mor Avi V, Afilalo J, Armstrong A, Ernande L, et al. Recommendations for cardiac chamber quantification by echocardiography in adults: an update from the American society of echocardiography and the European association of cardiovascular imaging. J Am Soc Echocardiogr. 2015 Jan;28(1):1-39.
12. Rudski LG, Lai WW, Afilalo J, Hua L, Handschumacher MD,

Chandrasekaran K, et al. Guidelines for the echocardiographic assessment of the right heart in adults: a report from the american society of echocardiography endorsed by the european association of echocardiography, a registered branch of the european society of cardiology, and the canadian society of echocardiography. J Am Soc Echocardiogr. 2010 Jul;23(7):685- 713.
13. Zoghbi WA, Adams D, Bonow RO, Enriquez Sarano M, Foster E, Grayburn PA, et al. Recommendations for noninvasive evaluation of native valvular regurgitation: a report from the american society of echocardiography developed in collaboration with the society for cardiovascular magnetic resonance. J Am Soc Echocardiogr. 2017 Apr;30(4):303-71.
14. Baumgartner H, Hung J, Bermejo J, Chambers JB, Evangelista A, Griffin BP, et al. Avaliação ecocardiográfica da estenose valvular: (EAE/ASE) recomendações para a prática clínica. J Am Soc Echocardiogr. 2009 Jan;22(1):1-23.
15. Jougon J, Thumerel M, Rodriguez A, Delcambre F. Abordagens cirúrgicas anteriores abordagens cirúrgicas do tórax e cervicotorácica. EMC - Techniques chirurgicales - Thorax 2014;31(1):1-30 [Artigo 42-210]
16. Clínica Saint Augustin. Esternotomia, cirurgia cardíaca [Online]. Clinique Saint Augustin [citado 20/10/2023]; Disponível em o URL: https://www.chircard-iac.com/ intervenções/esternotomia/
17. Chauvaud S. Cirurgia para lesões adquiridas da válvula tricúspide. EMC - Techniques chirurgicales - Thorax 2019;37(1):1-10 [Artigo 42-540]
18. Vassileva CM, Shabosky J, Boley T, Markwell S, Hazelrigg S. Cirurgia da válvula tricúspide: os últimos 10 anos a partir do banco de dados de amostra de pacientes internados em todo o país (NIS). J Thorac Cardiovasc Surg. 2012 May;143(5):1043-9.
19. Fender EA, Zack CJ, Nishimura RA. Regurgitação tricúspide isolada: resultados e intervenções terapêuticas. Coração. 2018 maio;104(10):798-806.
20. Dreyfus GD, Corbi PJ, Chan KMJ, Bahrami T. Regurgitação tricúspide secundária ou dilatação: quais devem ser os critérios para a reparação cirúrgica? Ann Thorac Surg. 2005 Jan;79(1):127-32.
21. Ubago JL, Figueroa A, Ochoteco A, Colman T, Duran RM, Duran CG. Análise da quantidade de dilatação anular da valva tricúspide necessária para produzir regurgitação tricúspide funcional. Am J Cardiol. 1983 Jul;52(1):155-8.
22. Tei C, Pilgrim JP, Shah PM, Ormiston JA, Wong M. O anel da válvula tricúspide: estudo do tamanho e movimento em indivíduos normais e em pacientes com regurgitação tricúspide. Circulation. 1982 Sep;66(3):665-71.
23. Sadeghi HM, Kimura BJ, Raisinghani A, Blanchard DG, Mahmud E, Fedullo

PF, et al. Does lower pulmonary arterial pressure eliminate severe functional tricuspid regurgitation: insights from pulmonary thromboendarterectomy. J Am Coll Cardiol. 2004 Jul;44(1):126-32.
24. Xanthopoulos A, Starling RC, Kitai T, Triposkiadis F. Insuficiência cardíaca e doença hepática: interações cardio-hepáticas. JACC Heart Fail. 2019 Feb;7(2):87-97.
25. Wang N, Fulcher J, Abeysuriya N, McGrady M, Wilcox I, Celermajer D, et al. A regurgitação tricúspide está associada ao aumento da mortalidade independente das pressões pulmonares e da insuficiência cardíaca direita: uma revisão sistemática e meta-análise. Eur Heart J. 2019 Feb;40(5):476-84.
26. Zack CJ, Fender EA, Chandrashekar P, Reddy YNV, Bennett CE, Stulak JM, et al. Tendências nacionais e resultados em cirurgia de válvula tricúspide isolada. J Am Coll Cardiol. 2017 Dez; 70 (24): 2953-60.
27. Gursoy M, Bakuy V, Hatemi AC, Bulut G, Kilicsekmez K, Ince N, et al. Prognóstico a longo prazo da regurgitação tricúspide funcional ligeira após substituição da válvula mitral: um estudo retrospetivo observacional. Anadolu Kardiyol Derg. 2014 Feb;14(1):34- 9.
28. Ariyoshi T, Hashizume K, Taniguchi S, Miura T, Matsukuma S, Nakaji S, et al. Que tipo de regurgitação tricúspide secundária que acompanha a doença da válvula mitral deve ser tratada cirurgicamente? Ann Thorac Cardiovasc Surg. 2013 Jun;19(6):428-34.
29. Zhu TY, Min XP, Zhang HB, Meng X. Fatores de risco pré-operatórios para regurgitação tricúspide residual após cirurgia valvar isolada do lado esquerdo: uma revisão sistemática e meta-análise. Cardiology. 2014 Nov;129(4):242-9.
30. Matsuyama K, Matsumoto M, Sugita T, Nishizawa J, Tokuda Y, Matsuo T. Predictors of residual tricuspid regurgitation after mitral valve surgery. Ann Thorac Surg. 2003 Jun;75(6):1826-8.
31. Kim HK, Kim YJ, Kim KI, Jo SH, Kim KB, Ahn H, et al. Impacto da operação do labirinto combinada com a cirurgia da válvula do lado esquerdo na alteração da regurgitação tricúspide ao longo do tempo. Circulation. 2005 Aug;112 Suppl9:S14-9.
32. Wang G, Sun Z, Xia J, Deng Y, Chen J, Su G, et al. Preditores de regurgitação tricúspide secundária após substituição da válvula do lado esquerdo. Surg Today. 2008 Aug;38(9):778-83.
33. Porter A, Shapira Y, Wurzel M, Sulkes J, Vaturi M, Adler Y, et al. Regurgitação tricúspide tardia após substituição da válvula mitral: avaliação clínica e ecocardiográfica. J Heart Valve Dis. 1999 Jan;8(1):57-62.
34. Song H, Kang DH, Kim JH, Park KM, Song JM, Choi KJ, et al. Valvuloplastia mitral percutânea versus tratamento cirúrgico na estenose mitral com regurgitação tricúspide grave. Circulation. 2007 Sep;116 Suppl11:S246-50.

35. Bezdah L, Allouche E, Chabchoub S, Sidhom S, Ben Ahmed H, Ouchtati W, et al. Predictors of functional tricuspid regurgitation after successful left-sided valve surgery. Arch Cardiovasc Dis. 2018 Jan;10(1):80.
36. Nathalie P. Guide du parcours de soins: maladie rénale chronique de l'adulte (MRC) 2021 [Em linha]. HAS [citado 05/12/2023]; Disponível em URL: https://www . has-sante.fr/upload/docs/application/pdf/2021-09/guide__mrc.pdf
37. Marwick TH, Amann K, Bangalore S, Cavalcante JL, Charytan DM, Craig JC, et al. Doença renal crónica e doença cardíaca valvular: conclusões de uma doença renal: melhorar os resultados globais (KDIGO) conferência de controvérsias. Kidney Int. 2019 Oct;96(4):836-49.
38. Samad Z, Sivak JA, Phelan M, Schulte PJ, Patel U, Velazquez EJ. Prevalência e resultados da doença cardíaca valvular do lado esquerdo associada à doença renal crónica. J Am Heart Assoc. 2017 Out; 6 (10): e006044.
39. Boudoulas H. Etiologia da doença cardíaca valvular. Expert Rev Cardiovasc Ther. 2003 Nov;1(4):523-32.
40. Come PC, Riley MF. A dilatação anular tricúspide e a falha de coaptação do folheto tricúspide na regurgitação tricúspide. Am J Cardiol. 1985 Feb;55:599-601.
41. Sagie A, Schwammenthal E, Padial LR, Vazquez de Prada JA, Weyman AE, Levine RA. Determinantes da regurgitação tricúspide funcional no fechamento incompleto da valva tricúspide: estudo com doppler colorido de 109 pacientes. J Am Coll Cardiol. 1994 Aug;24(2):446-53.
42. Essayagh B, Antoine C, Benfari G, Maalouf J, Michelena HI, Crestanello JA, et al. Regurgitação tricúspide funcional da doença valvar mitral degenerativa: um determinante crucial da sobrevida. Eur Heart J. 2020 maio;41(20):1918-29.
43. Navia JL, Brozzi NA, Klein AL, Ling LF, Kittayarak C, Nowicki ER, et al. Regurgitação tricúspide moderada com doença valvular degenerativa do lado esquerdo: reparar ou não reparar? Ann Thorac Surg. 2012 Jan;93(1):59-67.
44. Habib G, Lancellotti P, Antunes MJ, Bongiorni MG, Casalta JP, Del Zotti F, et al. 2015 (ESC) guidelines for the management of infective endocarditis: the task force for the management of infective endocarditis of the european society of cardiology (ESC). Endossado por: associação europeia de cirurgia cardio-torácica (EACTS), associação europeia de medicina nuclear (EANM). Eur Heart J. 2015 Nov;36(44):3075-128.
45. Aaron MD, Abadie J, Abuzeid WM, Adamolekun B, Adigun CG, Alexandrov AV, et al. MSD manual for professionals: New York heart association (NYHA) heart failure classification [online]. MSD [cited 05/12/2023]; Disponível à

URL: https://www.msdmanuals.com/fr/professional/multimedia/table /classificacao-de-insuficiencia-cardiaca-da-associacao-de-nova-oork-heart-nyha
46. Rodriguez Gabella T, Voisine P, Dagenais F, Mohammadi S, Perron J, Dumont E, et al. Resultados a longo prazo após o implante cirúrgico de bioprótese aórtica. J Am Coll Cardiol. 2018 Abr;71(13):1401-12.
47. García Fuster R, Vázquez A, Peláez AG, Martín E, Cánovas S, Gil O, et al. Factores para o desenvolvimento de regurgitação tricúspide significativa tardia após substituição da válvula mitral: o impacto da preservação subvalvular. Eur J Cardiothorac Surg 2011 Jun;39(6):866-74.
48. Von Alvensleben JC. Síncope e palpitações. Pediatr Clin North Am. 2020 Oct;67(5):801-10.
49. Park SJ, Enriquez Sarano M, Chang SA, Choi JO, Lee SC, Park SW, et al. Padrões hemodinâmicos para apresentações sintomáticas de estenose aórtica grave. JACC Cardiovasc Imaging. 2013 Feb;6(2):137-46.
50. Fan Y, Pui Wai Lee A. Doença valvular e insuficiência cardíaca com fração de ejeção preservada. Heart Fail Clin. 2021 Jul; 17 (3): 387- 95.
51. Maganti K, Rigolin VH, Sarano ME, Bonow RO. Valvular heart disease: diagnosis and management. Mayo Clin Proc. 2010 May;85(5):483-500.
52. Matsunaga A, Duran CM. Progressão da regurgitação tricúspide após reparação da regurgitação mitral isquémica funcional. Circulation. 2005 Aug;112 Suppl9:S453-7.
53. Sanfilippo AJ, Abascal VM, Sheehan M, Oertel LB, Harrigan P, Hughes RA, et al. Aumento da aurícula como consequência da fibrilhação auricular. Um estudo ecocardiográfico prospetivo. Circulation. 1990 Sep;82(3):792-7.
54. Henry WL, Morganroth J, Pearlman AS, Clark CE, Redwood DR, Itscoitz SB, et al. Relação entre o tamanho da aurícula esquerda determinado ecocardiograficamente e a fibrilhação auricular. Circulation. 1976 Feb;53(2):273-9.
55. Je HG, Song H, Jung SH, Choo SJ, Song JM, Kang DH, et al. Impacto da operação do labirinto na progressão da regurgitação tricúspide funcional ligeira. J Thorac Cardiovasc Surg. 2008 Nov;136(5):1187-92.
56. Bouchahda N, Kallala MY, Zemni I, Ben Messaoud M, Boussaada M, Hasnaoui T, et al. A função do reservatório do átrio esquerdo é central em pacientes com estenose mitral reumática. Int J Cardiovasc Imaging 2022 Dec;38(6):1257-66.
57. Benjamin EJ, D'agostino RB, Belanger AJ, Wolf PA, Levy D. Left atrial size and the risk of stroke and death. The framingham heart study. Circulation. 1995 Aug;92(4):835-41.
58. Kizer JR, Bella JN, Palmieri V, Liu JE, Best LG, Lee ET, et al. Diâmetro do átrio esquerdo como um preditor independente de primeiros eventos

cardiovasculares clínicos em adultos de meia-idade e idosos: o estudo do coração forte (SHS). Am Heart J. 2006 Feb;151(2):412-8.
59. Vaturi M, Sagie A, Shapira Y, Feldman A, Fink N, Strasberg B, et al. Impacto da fibrilhação auricular no estado clínico, tamanho auricular e hemodinâmica em doentes após substituição da válvula mitral. J Heart Valve Dis. 2001 Nov;10(6):763-6.
60. Tager R, Skudicky D, Mueller U, Essop R, Hammond G, Sareli P. Long term follow up of rheumatic patients undergoing left sided valve replacement with tricuspid annuloplasty validity of preoperative echocardiographic criteria in the decision to perform tricuspid annuloplasty. Am J Cardiol. 1998 Apr;81(8):1013-6.
61. Takano H, Hiramatsu M, Kida H, Uenoyama M, Horiguchi K, Yamauchi T, et al. Regurgitação tricúspide grave após cirurgia da válvula mitral: os factores de risco e os resultados da aplicação agressiva da reparação profilática da válvula tricúspide. Surg Today. 2017 Apr;47(4):445-56.
62. Colombo T, Russo C, Ciliberto GR, Lanfranconi M, Bruschi G, Agati S, et al. Regurgitação tricúspide secundária à doença da válvula mitral: função do anel tricúspide como guia para a reparação da válvula tricúspide. Cardiovasc Surg. 2001 Aug;9(4):369-77.
63. Demirbag R. Management of the tricuspid valve regurgitation (Gestão da regurgitação da válvula tricúspide). Anadolu Kardiyol Derg. 2009 Jul;9 Suppl1:S43-9.
64. Taamallah K, Jabloun TY, Guebsi M, Hajlaoui N, Lahidheb D, Fehri W. Disfunção subclínica do ventrículo direito em pacientes com estenose mitral. J Echocardiogr. 2022 Jun;20(2):87-96.
65. Van De Veire NR, Braun J, Delgado V, Versteegh MIM, Dion RA, Klautz RJM, et al. A anuloplastia tricúspide previne a dilatação do ventrículo direito e a progressão da regurgitação tricúspide em pacientes com dilatação do anel tricúspide submetidos a reparação da válvula mitral. J Thorac Cardiovasc Surg. 2011 Jun;141(6):1431-9.
66. Desai RR, Vargas Abello LM, Klein AL, Marwick TH, Krasuski RA, Ye Y, et al. Regurgitação tricúspide e função ventricular direita após cirurgia da válvula mitral com ou sem procedimento concomitante da válvula tricúspide. J Thorac Cardiovasc Surg. 2013 Nov;146(5):1126-32.
67. Vargas Abello LM, Klein AL, Marwick TH, Nowicki ER, Rajeswaran J, Puwanant S, et al. Compreendendo a disfunção ventricular direita e a regurgitação tricúspide funcional que acompanham a doença valvar mitral. J Thorac Cardiovasc Surg. 2013 May;145(5):1234-41.
68. Haq IU, Haq I, Griffin B, Xu B. Imagem para avaliar suspeita de endocardite infecciosa. Cleve Clin J Med. 2021 Mar;88(3):163-72.

69. Denault AY, Couture P, Beaulieu Y, Haddad F, Deschamps A, Nozza A, et al. Depressão do ventrículo direito após circulação extracorpórea para cirurgia valvular. J Cardiothorac Vasc Anesth. 2015 Aug;29(4):836-44.
70. Cormier B, Lansac E, Obadia JP, Tribouilloy C. Valvular heart disease in adults. Paris: Lavoisier; 2014.
71. Muthialu N, Varma SK, Ramanathan S, Padmanabhan C, Rao KM, Srinivasan M. Effect of chordal preservation on left ventricular function. Asian Cardiovasc Thorac Ann. 2005 Sep;13(3):233-7.
72. Unger P, Pibarot P, Tribouilloy C, Lancellotti P, Maisano F, Iung B, et al. Doenças cardíacas valvulares múltiplas e mistas. Circ Cardiovasc Imaging. 2018 Ago;11(8):e007862.
73. Yang LT, Enriquez Sarano M, Scott CG, Padang R, Maalouf JF, Pellikka PA, et al. Regurgitação mitral concomitante em pacientes com regurgitação aórtica crônica. J Am Coll Cardiol. 2020 Jul;76(3):233-46.
74. Kalra R, Patel N, Doshi R, Arora G, Arora P. Avaliação da incidência de fibrilação atrial de novo início após a substituição da válvula aórtica. JAMA Intern Med. 2019 Ago;179(8):1122-30.
75. Jatene MB, Marcial MB, Tarasoutchi F, Cardoso RA, Pomerantzeff P, Jatene AD. Influência do procedimento do labirinto no tratamento da fibrilação atrial reumática: avaliação do controle do ritmo e dos resultados clínicos em estudo comparativo. Eur J Cardiothorac Surg. 2000 Feb;17(2):117-24.
76. Lagier D, Fischer F, Fornier W, Huynh TM, Cholley B, Guinard B, et al. Efeito do pulmão aberto versus estratégias convencionais de ventilação perioperatória nas complicações pulmonares pós-operatórias após cirurgia cardíaca com bomba: o ensaio clínico randomizado (PROVECS). Intensive Care Med. 2019 Oct;45(10):1401-12.
77. Kollef MH, Sharpless L, Vlasnik J, Pasque C, Murphy D, Fraser VJ. The impact of nosocomial infections on patient outcomes following cardiac surgery (O impacto das infecções nosocomiais nos resultados dos pacientes após cirurgia cardíaca). Chest. 1997 Sep;112(3):666-75.
78. Xiao P, Song W, Han Z. Caraterísticas da infeção pulmonar após reparo da válvula mitral em pacientes com síndrome metabólica e sua relação com pressão arterial, glicose no sangue e lipídios no sangue. Exp Ther Med. 2018 Dec;16(6):5003-8.
79. Riera M, Ibáñez J, Herrero J, Ignacio Sáez De Ibarra J, Enríquez F, Campillo C, et al. Respiratory tract infections after cardiac surgery: impact on hospital morbidity and mortality. J Cardiovasc Surg. 2010 Dec;51(6):907-14.
80. Hall TS, Brevetti GR, Skoultchi AJ, Sines JC, Gregory P, Spotnitz AJ. Re exploration for hemorrhage following open heart surgery differentiation on the causes of bleeding and the impact on patient outcomes. Ann Thorac

Cardiovasc Surg. 2001 Dec;7(6):352-7.
81. Fang ZA, Navaei AH, Hensch L, Hui SKR, Teruya J. Manejo hemostático de circuitos extracorpóreos, incluindo circulação extracorpórea e oxigenação por membrana extracorpórea. Semin Thromb Hemost. 2020 Feb;46(1):62-72.
82. Kuvin JT, Harati NA, Pandian NG, Bojar RM, Khabbaz KR. Tamponamento cardíaco pós-operatório na era cirúrgica moderna. Ann Thorac Surg. 2002 Oct;74(4):1148-53.
83. Uzun K, Günaydin ZY, Tataroglu C, Bekta§ O. O papel preventivo da janela posterior do pericárdio no desenvolvimento de tamponamento cardíaco tardio após cirurgia valvar cardíaca. Interact Cardiovasc Thorac Surg. 2016 May;22(5):641-6.
84. Canádyová J, Zmeko D, Mokrácek A. Reexploração para sangramento ou tamponamento após operação cardíaca. Interact Cardiovasc Thorac Surg. 2012 Jun;14(6):704-7.
85. Kristensen KL, Rauer LJ, Mortensen PE, Kjeldsen BJ. Reoperação por sangramento em cirurgia cardíaca. Interact Cardiovasc Thorac Surg. 2012 Jun;14(6):709-13.
86. Merin O, Ilan M, Oren A, Fink D, Deeb M, Bitran D, et al. Permanent pacemaker implantation following cardiac surgery: indications and long term follow up. Pacing Clin Electrophysiol. 2009 Jan;32(1):7-12.
87. Ferrari ADL, Süssenbach CP, Guaragna JCVDC, Piccoli JDCE, Gazzoni GF, Ferreira DK, et al. Bloqueio atrioventricular no pós-operatório de cirurgia valvar cardíaca: incidência, fatores de risco e evolução hospitalar. Rev Bras Cir Cardiovasc. 2011 Jul;26(3):364-72.
88. Viles Gonzalez JF, Enriquez AD, Castillo JG, Coffey JO, Pastori L, Reddy VY, et al. Incidência, preditores e evolução de distúrbios de condução e arritmias atriais após reparação contemporânea da válvula mitral. Cardiol J. 2014 May;21(5):569-75.
89. Nascimento CS, Viotti Júnior LA, Silva LHF, Araújo AM, Bragalha AMLA, Gubolino LA. Bloqueio atrioventricular de alto grau induzido pela cirurgia cardíaca: estudo de critérios de reversibilidade. Braz J Cardiovasc Surg. 1997 Jan;12:56-61.
90. Gummert JF, Barten MJ, Hans C, Kluge M, Doll N, Walther T, et al. Mediastinite e cirurgia cardíaca - uma análise actualizada dos factores de risco em 10.373 doentes adultos consecutivos. Thorac Cardiovasc Surg. 2002 Apr;50(2):87-91.
91. Braxton JH, Marrin CAS, McGrath PD, Morton JR, Norotsky M, Charlesworth DC, et al. 10 anos de acompanhamento de pacientes com e sem mediastinite. Semin Thorac Cardiovasc Surg. 2004 Jan;16(1):70-6.
92. Losanoff JE, Richman BW, Jones JW. Interrupção e infeção da

esternotomia mediana: uma revisão abrangente. Eur J Cardiothorac Surg. 2002 May;21(5):831-9.
93. Di Mauro M, Bivona A, Iacò AL, Contini M, Gagliardi M, Varone E, et al. Cirurgia da válvula mitral para regurgitação mitral funcional: papel prognóstico da regurgitação tricúspide. Eur J Cardiothorac Surg. 2009 Apr;35(4):635-9.
94. Chan V, Burwash IG, Lam BK, Auyeung T, Tran A, Mesana TG, et al. Impacto clínico e ecocardiográfico da reparação da regurgitação tricúspide funcional na altura da substituição da válvula mitral. Ann Thorac Surg. 2009 Oct;88(4):1209-15.
95. Li ZX, Guo ZP, Liu XC, Kong XR, Jing WB, Chen TN, et al. Tratamento cirúrgico da regurgitação tricúspide após cirurgia da válvula mitral: um estudo retrospetivo na China. J Cardiothorac Surg. 2012 Apr;7:30.
96. Izumi C, Iga K, Konishi T. Progressão da regurgitação tricúspide isolada tardiamente após cirurgia da válvula mitral para doença valvular mitral reumática. J Heart Valve Dis. 2002 May;11(3):353-6.
97. W^sowicz M, Meineri M, Djaiani G, Mitsakakis N, Hegazi N, Xu W, et al. Complicações precoces e resultados pós-operatórios imediatos de vazamentos paravalvares após cirurgia de substituição valvar. J Cardiothorac Vasc Anesth. 2011 Aug;25(4):610-4.
98. Ruiz CE, Jelnin V, Kronzon I, Dudiy Y, Del Valle Fernandez R, Einhorn BN, et al. Resultados clínicos em pacientes submetidos a fechamento percutâneo de vazamentos paravalvares periprotéticos. J Am Coll Cardiol. 2011 Nov;58(21):2210-7.
99. Dangas GD, Weitz JI, Giustino G, Makkar R, Mehran R. Trombose da válvula cardíaca protética. J Am Coll Cardiol. 2016 Dec;68(24):2670-89.
100. Gammie JS, Chu MWA, Falk V, Overbey JR, Moskowitz AJ, Gillinov M, et al. Reparação tricúspide concomitante em pacientes com regurgitação mitral degenerativa. N Engl J Med. 2022 Jan;386(4):327-39.
101. Zairi I, Mzoughi K, Saib W, Hannachi S. Factores preditivos da evolução da insuficiência tricúspide após cirurgia da válvula cardíaca esquerda. Cardiologie. tunis. [Online]. janeiro de 2016 [Acedido em 5 de dezembro de 2023]; 12(1):[7 páginas]. Disponível em à o URL: https://www.stcccv.org.tn/uploads/files/1505953776.pdf
102. Charfeddine S, Hammami R, Triki F, Abid L, Hentati M, Frikha I, et al. Plastia tricúspide: anuloplastia de Carpentier versus técnica De VEGA. Pan Afr Med J. junho de 2017;27:119.
103. Jeganathan R, Armstrong S, Alalao B, David T. O risco e os resultados da cirurgia reoperatória da válvula tricúspide. Ann Thorac Surg. 2013 Jan;95(1):119-24.
104. Pfannmüller B, Moz M, Misfeld M, Borger MA, Funkat AK, Garbade J, et

al. Cirurgia isolada da válvula tricúspide em pacientes com cirurgia cardíaca prévia. J Thorac Cardiovasc Surg. 2013 Oct;146(4):841- 7.

APÊNDICES

Apêndice 1: Formulário de recolha de dados

Número do ficheiro :
Nome completo :
Número de telefone :
Serviço de origem :
Género: 0. H 1. F
Idade: Peso: Altura: IMC :

Tratamento em curso :

Aspégic: 0. não 1. sim Sintrom: 0. não 1. sim

Factores de risco cardiovascular :

Tabaco: 0. Não 1. Sim Hipertensão: 0. Não 1. Sim Dislipidemia: 0. Não 1. Sim Diabetes: 0. Não 1. sim

Historial médico :

Febre reumática: 0. não 1. sim
Dilatação mitral percutânea: 0. não 1. sim
Créat: Insuficiência renal crónica: 0. Não 1. Sim Hemodiálise: 0. Não 1. Sim
DPOC: 0. Não 1. Sim Acidente vascular cerebral: 0. Não 1. Sim
Doença arterial coronária: 0. Não 1. Sim Osteoartrite: 0. Não 1. Sim

História cirúrgica :

Cirurgia cardíaca: 0. Não 1. Sim; se sim Cirurgia de bypass: 0. Não 1. Sim RVAo: 0. Não 1. Sim
RVM: 0. não 1. sim CMCF: 0. não 1. sim
Outros antecedentes cirúrgicos: 0. não 1. sim
Euroscore II :
Situação de emergência: 0. não 1. sim

Etiologias da valvulopatia :

Reumática: 0. Não 1. Sim Degenerativa: 0. Não 1. Sim Endocardite: 0. Não 1. Sim
Bicuspidismo: 0. não 1. sim Doença de Barlow: 0. não 1. sim

Exame clínico :

Dispneia: 0. não 1. sim se sim NYHA :
Síncope: 0. Não 1. Sim Lipotimia: 0. Não 1. Sim
Angina: 0. não 1. sim
Palpitações: 0. não 1. sim
Febre: 0. Não 1. Sim Sopro auscultatório: 0. Não 1. Sim
Insuficiência cardíaca: 0. não 1. sim

Exames paraclínicos :

<u>ECG :</u>
FA: 0. Não 1. Sim Condução Tr: 0. Não 1. Sim Repolarização Tr: 0. Não 1. Sim
<u>Radiografia do tórax :</u>
Cardiomegalia: 0. Não 1. Sim Sobrecarga da bobina: 0. Não 1. Sim Silhueta mitral: 0. Não 1. sim
<u>ETT pré-operatório :</u>
FeVG: DTDVG: Dilatação: 0. Não 1. Sim Hipertrofia: 0. Não 1. Sim
Tamanho do OG: Dilatação: 0. Não 1. Sim
Tamanho do diâmetro externo: Expansão: 0. não 1. sim

Válvula aórtica: 0. Não 1. Sim Superfície aórtica: Estenose aórtica: 0. Não 1. Sim Gradiente médio: Insuficiência aórtica: 0. não 1. sim

Válvula mitral: 0. Não 1. Sim Estenose mitral: 0. Não 1. Sim Superfície mitral : Insuficiência mitral: 0. Não 1. Sim Prolapso: 0. Não 1. Sim

Expansão VD: 0. Não 1. Sim Função VD: 0. Não 1. Sim TAPSE: S': FR : PAPS: PAH: 0. não 1. sim

Grau de insuficiência tricúspide: tamanho da AT :

ETE pré-operatório :

Trombo na aurícula esquerda: 0. Não 1. Sim Vegetação: 0. Não 1. Não Abcesso: 0. Não 1. sim

Angiografia coronária: 0. não 1. sim

ETSA: 0. não 1. sim

Gesto operativo :

Tempo de fixação :

Hora CEC :

Catecolaminas: Não catecolaminas: 0. Não 1. Sim Dose baixa: 0. Não 1. Sim Dose elevada: 0. não 1. sim

Substituição da válvula mitral: 0. não 1. sim Tipo de prótese :

Substituição da válvula aórtica: 0. não 1. sim Tipo de prótese :

Gesto combinado: 0. não 1. sim

Permanecer nos cuidados intensivos :

Tempo de permanência nos cuidados intensivos :

Duração da intubação :

Antibióticos: 0. não 1. sim

Transfusão: 0. não 1. sim

Anticoagulação: Curativa: 0. Não 1. Sim Preventiva: 0. Não 1. Sim

Complicações pós-operatórias :

Hemorragia pós-operatória: 0. Não 1. Sim Reinício: 0. Não 1. Sim

ACFA: 0. Não 1. Sim BAV: 0. Não 1. Sim Pace: 0. Não 1. Sim Pico hipertensivo: 0. Não 1. sim

Tamponamento: 0. não 1. sim Insuficiência cardíaca: 0. não 1. sim

Doença pulmonar infecciosa: 0. Não 1. Sim OAP: 0. Não 1. Sim Reintubação: 0. Não 1. Sim

Insuficiência renal aguda: 0. não 1. sim

Agitação: 0. não 1. sim

Infeção parietal: 0. não 1. sim

Tempo de permanência nos cuidados intensivos :

Duração da estadia :

Mortalidade pós-operatória imediata: 0. não 1. sim

Monitorização à distância :

Clínica :

Dispneia: 0. Não 1. Sim Estádio da NYHA :

Insuficiência cardíaca: 0. Não 1. Sim Síncope: 0. Não 1. Sim Lipotimia: 0. Não 1. Sim

Dor no peito: 0. não 1. sim

Ultrassom :

FeVG: DTDVG: Dilatação: 0. Não 1. Sim Hipertrofia: 0. Não 1. Sim

Tamanho do OG: Dilatação: 0. Não 1. Sim
Tamanho do diâmetro externo: Expansão: 0. não 1. sim
Prótese aórtica: 0. Não 1. Sim Estenose: 0. Não 1. Sim Fuga: 0. Não 1. Sim
Trombose: 0. não 1. sim
Prótese mitral: 0. Não 1. Sim Estenose: 0. Não 1. Sim Fuga: 0. Não 1. Sim
Trombose: 0. não 1. sim
Expansão VD: 0. Não 1. Sim Função VD: 0. Não 1. Sim TAPSE: S': FR :
PAPS: PAH: 0. não 1. sim
Grau de insuficiência tricúspide: tamanho da AT :
Mortalidade à distância: 0. Não 1. Sim Se sim, causa: Tempo :
Período de recuo :
Re-intervenção: 0. não 1. sim se sim
Tipo de cirurgia :
Data da cirurgia :
Evolução pós-operatória :
Monitorização clínica: monitorização por ultra-sons :

Apêndice 2: Estádios de dispneia da NYHA {Citação}

Classes and Stages of Heart Failure

The table below describes the different classes in the NYHA Functional Classification.

Class	Patient Symptoms
I	No limitation of physical activity. Ordinary physical activity does not cause undue fatigue, palpitation or shortness of breath.
II	Slight limitation of physical activity. Comfortable at rest. Ordinary physical activity results in fatigue, palpitation, shortness of breath or chest pain.
III	Marked limitation of physical activity. Comfortable at rest. Less than ordinary activity causes fatigue, palpitation, shortness of breath or chest pain.
IV	Symptoms of heart failure at rest. Any physical activity causes further discomfort.

Classes e estágios da insuficiência cardíaca

A tabela abaixo descreve as diferentes classes da Classificação Funcional da NYHA.

Classe Sintomas do doente

I Sem limitação da atividade física. A atividade física normal não provoca fadiga excessiva, palpitações ou falta de ar.

II Ligeira limitação da atividade física. Confortável em repouso. A atividade física normal resulta em fadiga, palpitações, falta de ar ou dores no peito.

Doente Limitação acentuada da atividade física. Confortável em repouso. Uma atividade inferior à normal atividade normal provoca fadiga, palpitações, falta de ar ou dores no peito.

IV Sintomas de insuficiência cardíaca em repouso. Qualquer atividade física provoca mais desconforto.

Apêndice 3: Classificação ASA

Sistema de classificação do estado físico ASA

1 Paciente normal

2 Doente com anomalia sistémica moderada

3 Doente com anomalia sistémica grave

4 Doente com anomalia sistémica grave que representa uma ameaça constante para a vida

5 É pouco provável que um doente moribundo sobreviva sem intervenção

6 Estas definições estão disponíveis na edição anual do Guia de Valores Relativos da ASA. Não existem informações adicionais para ajudar a classificar os doentes.

Apêndice 4: Recomendações da EACTS para cirurgia de da insuficiência tricúspide funcional

Recommendations	Class[a]	Level[b]
Recommendations on tricuspid stenosis		
Recommendations on secondary tricuspid regurgitation		
Surgery is recommended in patients with severe secondary tricuspid regurgitation undergoing left-sided valve surgery.[423–427]	I	B
Surgery should be considered in patients with mild or moderate secondary tricuspid regurgitation with a dilated annulus (≥40 mm or >21 mm/m^2 by 2D echocardiography) undergoing left-sided valve surgery.[423,425–427]	IIa	B
Surgery should be considered in patients with severe secondary tricuspid regurgitation (with or without previous left-sided surgery) who are symptomatic or have RV dilatation, in the absence of severe RV or LV dysfunction and severe pulmonary vascular disease/hypertension.[418,433 e]	IIa	B
Transcatheter treatment of symptomatic secondary severe tricuspid regurgitation may be considered in inoperable patients at a Heart Valve Centre with expertise in the treatment of tricuspid valve disease.[f]	IIb	C

Recomendações sobre a estenose tricúspide

Recomendações sobre a regurgitação tricúspide secundária

A cirurgia é recomendada em doentes com
regurgitação tricúspide secundária submetida a cirurgia da válvula do lado esquerdo."-'[(3) (427)]
A cirurgia deve ser considerada em doentes com regurgitação tricúspide secundária ligeira ou moderada com um anel dilatado (>40 mm ou >21
mm/m^2 por ecocardiografia 2D) submetidos a
cirurgia da válvula do lado esquerdo [(423)]-[(425)]-[127]
A cirurgia deve ser considerada em doentes com regurgitação tricúspide secundária grave (com ou sem cirurgia prévia do lado esquerdo), sintomáticos ou com dilatação do VD, na ausência de disfunção grave do VD ou do VE e de doença vascular pulmonar grave/hipertensão arterial.
sição.[(418)]-[433 c] |
O tratamento transcateter da regurgitação tricúspide grave secundária sintomática pode ser considerado em doentes inoperáveis numa consulta de
Centro especializado no tratamento da doença da válvula tricúspide*.

Resumo

PERFIL EVOLUTIVO DAS LESÕES TRICÚSPIDES APÓS CIRURGIA DO CORAÇÃO ESQUERDO: RESULTADOS A LONGO PRAZO E FACTORES ASSOCIADOS AO AGRAVAMENTO

Introdução :

A insuficiência tricúspide funcional (IFT), frequentemente associada a lesão valvular do lado esquerdo, pode regredir espontaneamente após a reparação desta doença valvular. No entanto, noutros casos, pode agravar-se, necessitando de nova cirurgia. Os objectivos do nosso trabalho foram estudar a evolução da IAT mínima a moderada não reparada após cirurgia cardíaca esquerda e identificar os factores associados ao agravamento da IAT após cirurgia valvular esquerda.

Métodos :

Estudo unicêntrico, descritivo e retrospetivo, realizado de janeiro de 2018 a dezembro de 2022, no Serviço de Cirurgia Cardiovascular do Hospital Abderrahmen Mami, incluindo pacientes operados por valvopatia cardíaca esquerda associada a IT mínima a moderada considerada não cirúrgica no pré-operatório.

Resultados :

Foi incluído um total de 57 doentes. A idade média foi de 50,2 ± 13,9 anos, com uma clara predominância de mulheres (63%). A maioria dos doentes apresentava mais de dois factores de risco cardiovascular (37%). A fibrilhação auricular (FA) foi detectada em 29 doentes no pré-operatório. A doença reumática foi a principal causa de doença valvular (75%). O ecocardiograma pré-operatório mostrou dilatação do átrio esquerdo (AE) em 51 pacientes (89%). A substituição da válvula mitral foi o procedimento mais comum (74%). No pós-operatório, a FA estava presente em 31 pacientes (54%). O tempo médio de seguimento foi de 42,1 meses. A mortalidade pós-operatória tardia foi de 3%. A ecografia pós-operatória tardia mostrou que 15 doentes (27%) tinham agravado o AIT para moderado a grave. Destes, cinco necessitaram de reoperação para correção do defeito tricúspide (9%), enquanto os outros 10 foram submetidos a tratamento clínico (18%). Selecionámos o tratamento anticoagulante a longo prazo (p = 0,008), a presença de mais de dois factores de risco (p = 0,013), a FA pré-operatória (p = 0,004) e o tamanho do OG pré-operatório > 33 cm2 (p = 0,049) como factores associados ao agravamento da ICC no pós-operatório.

Conclusão:

O agravamento do AIT após cirurgia valvular do lado esquerdo é uma complicação formidável, com alta morbidade e mortalidade. No entanto, as indicações para a reparação de um AIT mínimo a moderado associado a cirurgia cardíaca esquerda permanecem controversas.

Palavras-chave: Substituição da válvula cardíaca, Insuficiência tricúspide, Insuficiência cardíaca direita, Átrio esquerdo, Factores associados, Evolução, Fibrilhação auricular

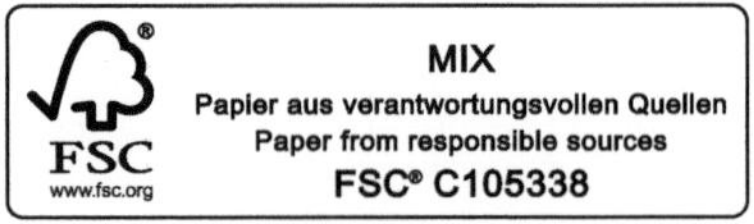

Printed by Books on Demand GmbH, Norderstedt / Germany